图解国医绝学丛书

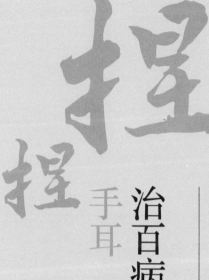

捏手耳

治百病

总主编　郭长青

主　编
郭长青　郭　妍　芦　娟

U0207115

中国健康传媒集团

中国医药科技出版社

内容提要

本书由北京中医药大学针灸推拿学院专家团队精心打造，详细介绍了手耳反射区的定位、反射区按摩的操作手法，以及在常见病、多发病临床上的应用等内容，对书中涉及的穴位均配以人体穴位图和治疗图。全书图文并茂，实用性强，是广大中医爱好者、中医从业者的必备参考书。

图书在版编目（CIP）数据

捏捏手耳治百病 ／ 郭长青，郭妍，芦娟主编．— 北京：中国医药科技出版社，2017.3

（图解国医绝学丛书）

ISBN 978-7-5067-8927-1

Ⅰ．①捏… Ⅱ．①郭… ②郭… ③芦… Ⅲ．①按摩疗法（中医）—图解 Ⅳ．① R244.1-64

中国版本图书馆 CIP 数据核字（2016）第 320387 号

美术编辑 陈君杞
版式设计 锋尚设计

出版　**中国健康传媒集团**｜**中国医药科技出版社**
地址　北京市海淀区文慧园北路甲 22 号
邮编　100082
电话　发行：010-62227427　邮购：010-62236938
网址　www.cmstp.com
规格　880×1230mm $\frac{1}{32}$
印张　$7\frac{1}{4}$
字数　145 千字
版次　2017 年 3 月第 1 版
印次　2020 年 6 月第 5 次印刷
印刷　三河市航远印刷有限公司
经销　全国各地新华书店
书号　ISBN 978-7-5067-8927-1
定价　**29.80 元**

编委会

主　编
　　郭长青　郭　妍　芦　娟

副主编
　　刘乃刚　张　伟　赵瑞利

编　委（按姓氏笔画排序）
　　马　田　刘福水　安　娜　杜宁宇
　　李忠龙　陈　晨　胡　波　徐　菁
　　梁靖蓉　韩森宁

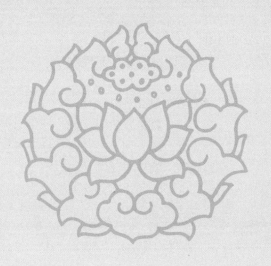

前言

　　反射区按摩疗法是建立在全息生物学及神经反射理论基础上，使用按摩手法，对人体全息元中的反射点（区）施加刺激引起人体内部的生理调整的一种自然疗法。反射区按摩疗法，是中医外治法的重要组成部分。

　　随着社会的进步和生活水平的不断提高，人们对医疗保健有了更高的要求。人们在关心治疗效果的同时，也更加关注治疗措施安全性。反射区按摩疗法正是顺应了人们的这种需求，不仅简便有效，易于实施，没有任何副作用，还具有操作简单，方便易行，有病者治病，无病者健身，省时省力，经济实惠，不受时间、地点的限制，可随时治疗保健等诸多优点，同时反射区按摩疗法不需任何设备，不用任何药物，只需自己一双手，在家中就可以防病治病了，因此，越来越受到人们的欢迎。特别是近年来，反射区按摩疗法迅速普及，无论是在治疗疾病还是家庭保健方面都取得了可喜的发展。

　　因此，为了进一步推广反射区按摩疗法，使其走进千家万户，我们组织有关学者，在参阅了大量文献资料的基础上，结合临床经验，精选了疗效好且理论方法成熟完备的手耳反射区按摩疗法进行了介绍。手、耳反射区按摩疗法对多种常见病和多发病具有治疗或辅助治疗作用，适合于家庭治疗保健应用。凡是掌握了反射区按摩疗法的人，都可自我治病，还可为家里的亲人及亲友治病。既经济实惠，节省了时间与医疗费，又无副作用。反射区按摩疗法可以预防和治疗上百种疾病，男女老幼皆可运用，有了病在家里就可诊治，所以堪称是"家庭门诊部"。

　　本书的最大特点就是通俗易懂、图文并茂。采用以图释文、以文解图的方式，让读者可以直观的学习手耳反射区按摩疗法，简单明确，易学易记。对于书中涉及的手耳反射区穴位我们均匹配了清晰的真人操作图，配合书中简单通俗的语言说明，读者可轻松掌握书中介绍的手耳反射区按摩方法，并应用于常见病症的治疗和保健。我们希望本书的出版，能对手耳反射区按摩疗法的推广应用起到积极的促进作用。

编者

2016年10月

目录

第一章

手反射按摩疗法

手部反射按摩疗法是在手部的一定区域进行按摩从而治疗疾病的方法。早在《黄帝内经》中就对手诊内容和分布于手部的腧穴进行了丰富的论述。20世纪70年代，我国医务人员以经络学说为基础，发展了手针疗法，各地医家结合临床实践，提出许多新见解，认为手是根本穴区之一，是经脉之气发生及布散之处，又与阴阳、气血有密切联系。手可分为4个部分，即腕部、手掌、手背和手指。腕部又分为腕前区和腕后区；手指与腕前区之间的部分称为手掌，手掌中央的凹陷处称为掌（手）心，其内、外两侧呈鱼腹状的隆起分别称为大鱼际和小鱼际；手指与腕后区之间的部分称为手背；手指又分指腹、指尖、指甲，每只手有5个手指，分别称为拇指、食指（示指）、中指、无名指（环指）、小指，拇指侧为桡侧，小指侧为尺侧。

手部反射按摩疗法的应用范围很广，包括内、外、妇、儿、五官科常见病证。它不用打针，不用吃药，以手指的运动、按摩、点穴等方式给人体以良性刺激，起着调节五脏六腑、十二经脉，刺激全身365个穴位的重要作用。它是传统导引按摩、点穴、针灸理论的发扬和创新。

手部反射区按摩疗法操作简单，方便易行，疗效可靠，无副作用，可以使有病者治病，无病者健身，故而深受大家欢迎。学习手疗法后，不仅可以自我诊病、治病，还可以为亲友医治，并且在手部可早期发现病情，及早防治，将疾病消灭在萌芽之中。手疗法尚有一独特之处，即诊治结合，有些疾病在渐变之时，医院仪器检查不出，而手上就能诊出，尤其亚健康的人，身体不适而医院却查不出病来，用手疗的诊病法就可解决。手疗法诊病可与X线、B超、CT媲美，并且诊出病后，在手上就可以治疗。

使用手疗法应注意：手部有坏疽、感染及化脓性病灶者禁用。孕妇慎用。

手反射按摩手法

手反射疗法的基本手法有按法、点法、揉法、推法、掐法、捻法、摇转法、拔法、擦法、摩法等，下面我们对这些手法分别进行简要介绍。

1. 按法

【概念】用拇指指尖或指腹（肚）垂直平压穴位或反应区、反应点，称按法（图1-1）。

操作
操作时着力部位要紧贴手部表面，移动范围不可过大，用力由轻渐重，稳而持续，按压频率、力度要均匀。

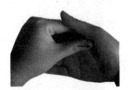

图1-1　按法

【适用范围】按法一般适用于手部较平的穴区。常与揉法配合使用，治疗各种慢性疾病、慢性疼痛等，也可用于预防保健。

2. 点法

【概念】用拇指指端或屈曲的指间关节突出部位着

力于手部反射区，用力按压深层组织的手法，称之点法
（图1-2）。

| 操作 | 点法较按法接触面积小，要求力度强，刺激量大。操作时要求点压准确有力，不可滑动，力量调节幅度大。 |

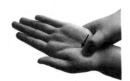

图1-2　点法

【适用范围】一般用于骨缝处的穴区和要求较按法更为
有力而区域又小的部位。多用于急症、痛症等。

3. 揉法

【概念】以手指指腹（肚）按于手部穴区，腕部放松，
以肘部为支点，前臂做主动摆动，带动腕部和掌指做轻柔
和缓的旋转揉动，将力通过手指到达相应部位，这种方法
称为揉法。揉法常使用拇指或中指进行（图1-3）。

 操作　压力宜轻柔，动作协调有节律，持续时间宜长。

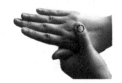

图1-3　揉法

【适用范围】适于在表浅或开阔的穴区上操作。慢性
病、虚证、劳损及保健等常选用揉法，局部肿痛也可使用。

4. 推法

【概念】用指掌、单指、多指及掌根、大小鱼际侧，着

力于一定部位，单向直线移动，称为推法（图1-4）。

操作　要求施术部位紧贴体表，用力稳健，速度缓慢均匀。注意要在同一方向上推动。

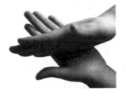

图1-4　推法

【适用范围】适用于手部纵向长线实施。推法操作一段时间后转为擦法。推法多用于慢性病、劳损性疼痛、酸痛以及保健等。

5. 掐法

【概念】用手指顶端甲缘重刺激穴区，一般多用拇指顶端及桡侧甲缘施力，也有以拇指与其余各指顶端甲缘相对夹持穴区施力，以上均称为掐法（图1-5）。

操作　操作时要逐渐用力，至深透引起强反应时为止。掐至深度持续半分钟，松后再按揉半分钟局部，然后再行一次操作。注意操作时切忌滑动，以防掐破损伤皮肤。

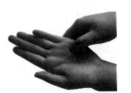

图1-5　掐法

【适用范围】多用于掌指关节结合部及掌骨间缝隙等部位。常与按法、揉法等配合或交替使用，用于急症、痛症、癫狂、神经衰弱等。

6. 捻法

【概念】用拇指、食指指腹（肚）夹持手的一定部位，从而做搓揉动作的方法，称捻法。捻法有活血通络止痛作用（图1-6）。

操作	强调频率和作用部位，要轻而不浮，重而不滞。

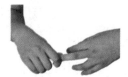

图1-6　捻法

【适用范围】主要用于手部手指各小关节。常与掐法、推法合作运用，用于慢性病证、局部不适及保健等。

7. 摇转法

【概念】是使手部指关节、手腕部关节做被动均匀的摇转环形动作的方法。可起到放松调整、滑利关节等作用（图1-7）。

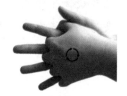

图1-7　摇转法

操作	一般为双手操作，即一手固定，另一手操作。操作前应先用拔法、捻法放松调节，再行摇转法，这样有利于保护关节。另外，操作时要注意均匀用力，切忌突然单向用力，以防损伤关节。

【适用范围】用于手指间关节、手腕部关节。可治慢性病、老年病及局部伤痛等，手部保健也可应用。

8. 拔法

【概念】拔法是以拉伸、牵引动作固定于相应关节一端，而牵拉另一端的方法。拔法有放松关节、改善关节活动范围、强身、延缓衰老等作用（图1-8）。

操作

两手用力应适度，速度要均匀，不可强拉硬牵，应沿关节连线纵轴线操作。

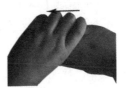

图 1-8　拔法

【适用范围】适用于手指关节、掌指关节及腕关节的局部病证，也可用于老年人的强身保健。多与捻法、揉法等配合应用。

9. 擦法

【概念】以单指或手掌大小鱼际及掌根部附着于手的一定部位，紧贴皮肤进行快速往复直线运动为擦法（图1-9）。

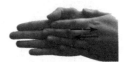

图 1-9　擦法

操作

使用擦法时腕关节应自然伸直，前臂与手近于水平，指擦的指端可微微下按，以肩关节为支点，上臂主动带动指掌做往返直线移动。擦法着力应轻而不浮，节奏迅速。

【适用范围】适用于手掌、手指部顺骨骼走向的部位。慢性疾病、虚寒证、精神性疾病及强身健体均可使用擦法。

10. 摩法

【概念】以手掌面或拇指、食指、中指、无名指指腹附于手部一定穴区上，以腕关节及其臂部摆动在掌部穴区上做顺时针或逆时针方向的环行擦动即为摩法。该法有温经通络、行气活血的作用（图1-10）。

操作　摩法围绕环可以自中心向周围逐渐放大，然后再回收，使中心及四周有温热感为佳。要求动作均匀协调，频率要快。

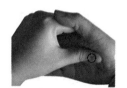

图 1-10　摩法

【适用范围】适用于手部相对开阔的部位。老年病、慢性病、虚寒证可用摩法。

常用手反射区

常用手反射区见图1-11～图1-13。

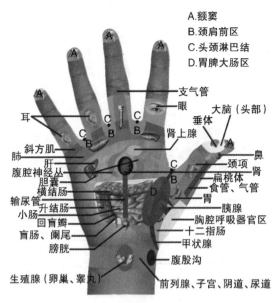

A.额窦
B.颈肩前区
C.头颈淋巴结
D.胃脾大肠区

支气管
眼
大脑（头部）
耳
垂体
肾上腺
斜方肌
鼻
肺
颈项
肝
肾
腹腔神经丛
扁桃体
胆囊
食管、气管
横结肠
胃
输尿管
胰腺
升结肠
胸腔呼吸器官区
小肠
十二指肠
回盲瓣
甲状腺
盲肠、阑尾
腹股沟
膀胱
生殖腺（卵巢、睾丸）
前列腺、子宫、阴道、尿道

图1-11 手反射区（右手掌）

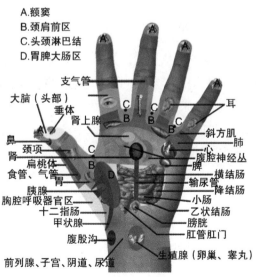

A.额窦
B.颈肩前区
C.头颈淋巴结
D.胃脾大肠区

支气管
大脑（头部）
垂体
耳
肾上腺
鼻
斜方肌
颈项
肺
肾
心
扁桃体
腹腔神经丛
食管、气管
脾
胃
横结肠
胰腺
输尿管
胸腔呼吸器官区
降结肠
十二指肠
小肠
甲状腺
乙状结肠
腹股沟
膀胱
肛管肛门
前列腺、子宫、阴道、尿道
生殖腺（卵巢、睾丸）

图1-12 手反射区（左手掌）

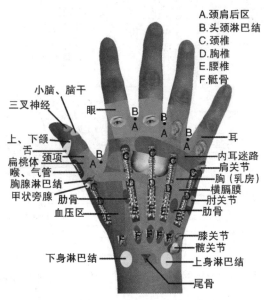

A.颈肩后区
B.头颈淋巴结
C.颈椎
D.胸椎
E.腰椎
F.骶骨

小脑、脑干
三叉神经
眼
上、下颌
舌
颈项
扁桃体
喉、气管
胸腺淋巴结
甲状旁腺
肋骨
血压区
耳
内耳迷路
肩关节
胸（乳房）
横膈膜
肘关节
肋骨
膝关节
髋关节
上身淋巴结
下身淋巴结
尾骨

图1-13　手反射区（手背）

1. 大脑（头部）

定位：在掌面拇指指腹。

功用：平肝潜阳，清头明目，镇静安神，疏经通络。

主治：脑震荡、脑中风、脑性麻痹、脑血栓、头晕、头痛、感冒、神志不清、神经衰弱、呼吸、视觉受损。

手法：以拇指指腹按揉10～15次。

2. 额窦

定位：在手掌5个手指尖。

功用：清热疏风，通络止痛。

主治：脑中风、脑震荡、鼻窦炎、头晕、头痛、感冒、发热、失眠、眼耳口鼻疾病。

手法：按揉10～15次。

3. 小脑、脑干

定位：在掌面，拇指指腹尺侧面。

功用：疏经通络，解除紧张，调节身体平衡。

主治：脑震荡、高血压、头晕、头痛、失眠、感冒、走路摇晃、肌肉紧张、肌腱关节疾病。

手法：按揉或推按10～15次。

4. 垂体

定位：在拇指指腹中心。

功用：调节内分泌。

主治：甲状腺、副甲状腺、肾上腺、生殖腺、脾、胰等功能失调，小儿发育不良，围绝经期综合征。

手法：以食指第1指间关节定点深入点按5～10次。

5. 鼻

定位：在拇指第2节桡侧，赤白肉际。

功用：清热，疏风，通鼻窍。

主治：鼻塞、流涕、鼻出血（出血时禁忌）、鼻窦炎、过敏性鼻炎、急慢性鼻炎及上呼吸道感染。

手法：拇指端由上而下分别按揉5～10次。

6. 三叉神经

定位：在掌面，拇指指腹尺侧缘的远端，小脑、脑干反射区的上方。

功用：疏风清热，通络止痛。

主治：面部神经麻痹、偏头痛、头重、失眠、感冒、腮腺炎、眼、耳、口不适引发的神经痛。

手法：拇指端自上而下按揉5～10次。

7. 内耳迷路

定位：双手背侧，第3、4、5掌指关节之间，第3、4、5指根部结合部。

功用：平肝息风，清头止眩。

主治：头晕、耳鸣、梅尼埃病、晕动症、高血压、低血压、平衡障碍。

手法：沿指缝向手指方向推按5～10次。

8. 喉、气管

定位：双手拇指近节指骨背侧中央。

功用：调理气血，泻火鸣音。

主治：上呼吸道感染、咽喉炎、气管炎、咳嗽、气喘。

手法：向手腕方向推按10～15次。

9. 舌

定位：双手拇指背侧，指间关节横纹的中央处。

功用：消炎，调理味觉。

主治：口腔溃疡、味觉异常。

手法：掐按或点按10～15次。

10. 扁桃体

定位：双手拇指近节背侧肌腱的两侧。

功用：消炎，增强体质。

主治：扁桃体炎、上呼吸道感染、发热。

手法：向指尖方向推按10～15次。

11. 上、下颌

定位：双手拇指背侧，拇指指间关节横纹上下的带状

捏
捏
手耳治百病

区域，远端为上颌，近端为下颌。

功用：消炎，活血，止痛。

主治：颞下颌关节紊乱、牙周炎、牙龈炎、龋齿、口腔溃疡。

手法：掐点或推按10～15次。

12. 胸、乳房

定位：手背第2、3、4掌骨的远端。

功用：清热解毒，护胸益乳。

主治：胸部疾病、呼吸系统疾病、心脏病、乳房疾病。

手法：向腕背方向推按10～15次。

13. 横膈膜

定位：双手背侧，横跨第2、3、4、5掌骨中部的带状区域。

功用：降逆和胃。

主治：呃逆、恶心、呕吐、腹胀、腹痛。

手法：由桡侧向尺侧推按10～15次。

14. 颈项

定位：双手拇指近节掌侧和背侧。

功用：疏经通络，柔颈止痛。

主治：颈项酸痛、颈项僵硬、头晕、头痛、鼻出血、高血压、落枕。

手法：拇指端沿横纹处来回推按或按揉5～10次。

15. 斜方肌

定位：在掌侧面，眼、耳反射区的下方，呈横带状区域。

功用：舒筋止痛，柔颈益肩。

主治：颈肩背部疼痛、颈椎病、落枕。

手法：从尺侧向桡侧推按5～10次。

16. 眼

定位：在双手掌和手背第2、3指指根部之间。

功用：清肝，养肝，明目。

主治：结膜炎、角膜炎、近视、远视、青光眼、白内障、怕光流泪、老花眼、眼底出血。

手法：拇指端由上而下推按或按揉5～10次。

17. 耳

定位：在双手掌和手背第4、5指指根部之间。

功用：补肾聪耳。

主治：耳鸣、耳炎、重听。

手法：拇指端由上而下推按或按揉5～10次。

18. 甲状腺

定位：在掌面，第1、2掌骨之间，由近心端弯向虎口方向，呈一弯带状区域。

功用：调节激素分泌，平衡阴阳。

主治：甲状腺功能亢进或低下、甲状腺炎、心悸、失眠、感冒、烦躁、肥胖。

手法：由近心端向虎口方向推按10～15次。

19. 甲状旁腺

定位：在双手桡侧第1掌指关节背侧凹陷处。

功用：补肾养骨，柔肝养筋。

主治：过敏、痉挛、失眠、呕吐、恶心、低钙、指甲脆弱、癫痫发作。

手法：拇指顶端点按或按揉5～10次。

20. 肩关节

定位：在小指掌指关节后的赤白肉际。

功用：消炎、活血、止痛。

主治：肩周炎、手臂酸痛、麻木、白内障。

手法：以食指第1指间关节定点推按或点揉10～15次。

21. 肘关节

定位：手背侧，第5掌骨体中部尺侧处。

功用：活血通络，祛风除湿、止痛。

主治：肘部疾病（如网球肘、尺骨鹰嘴滑囊炎、肱骨内上髁炎等）、上肢瘫痪、手臂麻木等。

手法：按揉或掐揉10～15次。

22. 髋关节

定位：手背侧，尺骨和桡骨茎突骨面的周围。

功用：活血、通络、止痛。

主治：髋关节疾病、坐骨神经痛、腰背痛。

手法：按揉或掐按10～15次。

23. 膝关节

定位：第5掌骨近端尺侧缘与腕骨形成的凹陷中。

功用：活血通络，祛风除湿、止痛。

主治：膝关节病变（如膝关节骨性关节炎、髌下滑囊炎、半月板损伤、侧副韧带损伤）、下肢瘫痪。

手法：点揉或掐按10～15次。

24. 颈肩区

定位：双手各指根部近节指骨的两侧及各掌指关节结

合部，手背为颈肩后区，手掌为颈肩前区。

功用：缓急止痛，柔筋利节。

主治：颈肩部病痛如肩周炎、颈椎病、颈肩部筋膜炎、落枕。

手法：向指根方向推按或掐按10～15次。

25. 血压区

定位：手背侧，第1、2掌骨和阳溪穴所包围的区域以及食指近节指骨近端1/2的桡侧。

功用：平肝潜阳，清头止眩。

主治：高血压、低血压、眩晕、头痛。

手法：按揉5～10分钟。

26. 肺、支气管

定位：肺反射区在掌面，横跨第2、3、4、5掌骨，靠近掌指关节的带状区域；支气管反射区在中指第3近节指骨。

功用：调理气血，泻火鸣音。

主治：肺炎、支气管炎、肺气肿、肺结核、肺癌、胸闷。

手法：用食指第1指间关节左右反复推按或点揉10～15次。

27. 心

定位：位于左手尺侧，手掌及手背部第4、5掌骨之间，掌骨远端处。

功用：补气、益气、生血。

主治：心律失常、心绞痛、心悸、胸闷、高血压、低血压、心脏缺损和循环系统疾病。

手法：拿捏或向手指方向推按10～15次。对心脏病患者，按摩的力度和时间，要特别注意患者的承受能力。

28. 肝

定位：右手掌掌侧，第4、5掌骨体之间近掌骨头处。

功用：行肝利胆，清热解毒，补益肝血，平肝潜阳。

主治：肝炎、肝硬化、腹痛、消化不良、腹胀、眩晕、眼病等。

手法：点按或捏揉10～15次。

29. 胆囊

定位：右手掌侧，第4、第5掌骨之间，肝反射区的腕侧下方。

功用：消炎利胆，调理肠胃。

主治：胆囊炎、胆石症、胆道蛔虫症、厌食、消化不良、胃肠功能紊乱、高脂血症、痤疮。

手法：点按或捏揉10～15次。

30. 肾上腺

定位：双手掌侧，第2、3掌骨体远端之间。

功用：补肾填精，活血祛风，抗休克，抗过敏。

主治：头晕、高血压、指端麻痹、手掌多汗、掌中热、肾上腺皮质不全症。

手法：食指第1指间关节顶点按揉10～15次。

31. 肾

定位：在掌面第3掌骨中点，即手心处，相当于劳宫穴的位置。

功用：补肾填精，壮阳，温经通脉，醒神开窍，清热利湿，利便通淋。

主治：肾炎、肾结石、游走肾、肾功能不良、尿毒症、腰痛、泌尿系统感染、高血压、浮肿。

手法：食指第1指间关节按揉10～15次。

32. 膀胱

定位：在掌面大、小鱼际交接处的凹陷中。

功用：清热泻火，通利小便，解毒。

主治：膀胱炎、尿道炎、膀胱结石、高血压、动脉硬化、泌尿系统与其他膀胱疾患。

手法：食指第1指间关节顶点按揉10～15次。

33. 输尿管

定位：在掌面膀胱反射区和肾反射区之间的带状区域。

功用：清热利湿，通淋排石，泻火解毒。

主治：输尿管炎、输尿管结石、输尿管狭窄、高血压、动脉硬化、风湿病、泌尿系统感染。

手法：食指第1指间关节推按或按揉10～15次。

34. 生殖腺（卵巢、睾丸）

定位：双手掌根，腕横纹的中部，相当于大陵穴处。

功用：补肾益精。

主治：性功能低下、不孕不育症、前列腺增生、月经不调、痛经等。

手法：按揉10～15次。

35. 前列腺、子宫、阴道、尿道

定位：在双手掌腕横纹上，生殖腺反射区两侧的带状区域。

功用：补益肾精，活血养宫，消炎解毒，利尿通淋。

主治：前列腺增生、前列腺炎、子宫肌瘤、子宫内膜

炎、宫颈炎、阴道炎、白带异常、尿道炎、尿路感染等。

手法：由中间向两侧推按10～15次。

36．腹股沟

定位：双手掌侧腕横纹的桡侧端，桡骨头凹陷中。相当于太渊穴处。

功用：温肾壮阳，回疝。

主治：性功能低下、前列腺增生、生殖系统病变、疝气、小腹胀痛。

手法：点揉10～15次。

37．胰腺

定位：在胃反射区和十二指肠反射区之间，第1掌骨体中部。

功用：降糖清胰。

主治：胰腺炎、糖尿病、消化不良。

手法：食指第1指间关节自上而下按揉10～15次。

38．食管、气管

定位：双手拇指近节指骨桡侧赤白肉际处。

功用：调理气血，泻火鸣音。

主治：食管炎、食管肿瘤、气管炎。

手法：按揉10～15次。

39．胃

定位：双手第1掌骨体远端。

功用：降逆和胃，养气止痛。

主治：胃痛、胃胀、胃酸过多，消化不良、胃下垂、恶心、呕吐、急慢性胃炎。

手法：食指第1指间关节自上而下按揉10～15次。

40．十二指肠

定位：在掌面，第1掌骨体近端，胰腺反射区的下方。
功用：健脾益胃，消食化积。
主治：十二指肠溃疡、食欲不振、消化不良、腹胀、食物中毒。
手法：食指第1指间关节自上而下按摩十余次。

41．小肠

定位：双手掌中部凹陷中，各结肠反射区包围的部分。
功用：消食导滞，健脾行气。
主治：急慢性肠炎、消化不良、食欲不振、肠胃胀闷。
手法：按揉5～10分钟。

42．大肠

定位：双手掌侧，自右手掌尺侧起，沿第4、5掌骨间隙向手指方向上行，至第5掌骨体中段转向桡侧，平行通过第4、3、2掌骨体的中段，接左手第2、3、4掌骨体中段，转向手腕方向，沿第4、第5掌骨间隙至腕掌关节止。
功用：通利大肠，清热止痢。
主治：腹痛、腹胀、腹泻、消化不良、便秘、结肠炎、直肠炎、阑尾炎、痔疮、肛裂。
手法：推按或点揉10～15次。

43．盲肠、阑尾

定位：右手掌侧，第4、第5掌骨底与钩骨结合部近尺侧。
功用：清热通肠。
主治：腹胀、腹泻、消化不良、阑尾炎。

手法：点按或掐揉10～15次。

44．回盲瓣

定位：右手掌侧，第4、5掌骨底与钩骨结合部近桡侧。
功用：清热通肠。
主治：下腹胀、腹痛。
手法：点按或掐揉10～15次。

45．升结肠

定位：右手掌侧，第4、5掌骨之间上行至约与虎口水平的带状区域。
功用：行气、通便。
主治：便秘、腹痛、肠炎、腹泻。
手法：推按10～15次。

46．横结肠

定位：在右手掌侧，升结肠反射区上端与虎口之间的带状区域；在左手掌侧虎口与降结肠之间的带状区域。
功用：导滞通便，止泻。
主治：腹泻、腹胀、腹痛、结肠炎、便秘。
手法：推按10～15次。

47．降结肠

定位：左手掌侧，第4、第5掌骨之间，虎口至钩骨之间的带状区域。
功用：行气通便。
主治：腹泻、腹痛、腹胀、肠炎、便秘。
手法：推按10～15次。

48. 乙状结肠

定位：左手掌侧，第5掌骨底与钩骨交接的腕掌关节处至第1、2掌骨结合部的带状区域。

功用：清热，补虚，通便，消痔止血。

主治：腹痛、腹胀、腹泻、肠炎、便秘。

手法：推按10～15次。

49. 肛管、肛门

定位：左手掌侧，第2腕掌关节处，乙状结肠反射区的末端。

功用：消痔止血，通便。

主治：便秘、脱肛、痔疮。

手法：点揉或掐按10～15次。

50. 胸腔呼吸器官区

定位：双手掌侧，拇指指间关节横纹至腕横纹之间的区域。

功用：开胸顺气，消炎平喘。

主治：胸闷、气喘、咳嗽、肺炎、支气管炎、哮喘。

手法：推按10～15次。

51. 胃脾大肠区

定位：双手掌面，第1、2掌骨之间的椭圆形区域。

功用：健脾开胃，清热通腑。

主治：消化不良、食欲不振、腹痛、腹胀、腹泻、肠炎、便秘。

手法：按揉5～10分钟。

52. 脾

定位：在左手掌面，第4、5掌骨远端之间。

功用：健脾化湿，增强机体免疫能力。

主治：食欲不振、消化不良、发热、炎症、贫血。

手法：食指第1指间关节按揉10～15次。

53. 腹腔神经丛

定位：双手掌侧，第2、3和第3、4掌骨之间，肾反射区的两侧。

功用：调理三焦，安神定志。

主治：胃肠功能紊乱、腹痛、腹胀、腹泻、呃逆、围绝经期综合征、烦躁、失眠等。

手法：推按10～15次。

54. 胸腺淋巴结

定位：第1掌指关节的尺侧。

功用：扶助正气，增强机体免疫能力。

主治：发热、炎症、囊肿、增强免疫抗癌能力。

手法：点按10～15次。

55. 头颈淋巴结

定位：双手各手指根部的掌侧和背侧凹陷中。

功用：增强机体免疫能力。

主治：颈部淋巴结肿大、甲状腺肿大、甲状腺功能亢进、牙痛。

手法：点按或掐揉5～10次。

56. 下身淋巴结

定位：在手背舟骨和桡骨交界处。

功用：增强机体免疫能力。

主治：发热、炎症、囊肿。

手法：拇指腹自下而上按摩7~8次。

57. 上身淋巴结

定位：在手背月骨、三角骨和尺骨交界处。

功用：增强机体免疫能力。

主治：发热、炎症、囊肿，可增强免疫抗癌能力。

手法：拇指腹自下而上按摩7~8次。

58. 脊柱

定位：手背侧第1、2、3、4、5掌骨体。

功用：活血通络止痛。

主治：颈椎病、落枕、背痛、腰痛。

手法：推按10~15次。

59. 颈椎

定位：手背部，各掌骨背侧远端1/5。

功用：舒筋活血和脉。

主治：颈项僵硬、颈项酸痛、头晕、头痛、落枕、各种颈椎病变。

手法：推按或按揉10~15次。

60. 胸椎

定位：手背部，各掌骨背侧中段2/5。

功用：活血通脉。

主治：肩背酸痛、胸椎骨刺、腰脊强痛、胸椎间盘突出症、胸闷胸痛。

手法：推按或按揉10~15次。

61. 腰椎

定位：手背部，各掌骨背侧近端2/5。

功用：活血通络止痛。

主治：腰背酸痛、腰椎骨刺、腰脊强痛、腰椎间盘突出、腰肌劳损。

手法：推按或按揉10～15次。

62. 骶骨

定位：手背部，各掌指关节结合部。

功用：活血通络止痛。

主治：骶骨受伤，骶骨骨刺，坐骨神经痛。

手法：推按或点揉10～15次。

63. 尾骨

定位：手背部，腕背横纹处。

功用：活血通络，消痔止痛。

主治：坐骨神经痛、尾骨受伤后遗症。

手法：推按或点揉10～15次。

64. 肋骨

定位：双手背侧，内侧肋骨反射区位于第2掌骨体中部偏远端的桡侧；外侧肋骨反射区位于第4、5掌骨之间，近掌骨底的凹陷中。

功用：平肝止痛。

主治：胸膜炎、胸闷、肋膜炎、肋骨受伤。

手法：点揉10～15次。

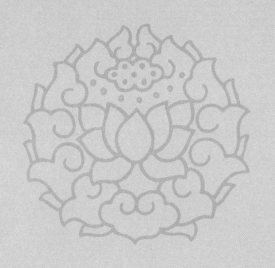

第二章

手部诊病法

手诊是指通过观察掌纹、掌色、掌形的变化诊断疾病的一种方法。手部诊病可以分为指甲诊病法、指纹诊病法和掌纹诊病法三部分。

指甲诊病法

通过观察十指指甲的血气形态、色泽变化、形态构造来诊断机体脏腑器官疾病或病变程度的方法。大量的临床实践证明，察看指甲不但有助于疾病的早期诊断，而且还可以提示发病倾向，发现潜在性疾病，也可以了解病变程度，观察病情变化，判断预后。指甲诊病的方法很多，下面我们简单介绍一下。

1. 根据血气形态、色泽变化诊病

（1）指甲划分：通常划分指甲的方法有9分比法（图2-1）和4分比法（图2-2）两种。如专对某一疾病察看或观察鉴别有关疾病时，以使用9分比法较好；而对指甲一般察看，则以4分比法较方便，或者两法同时配合应用。

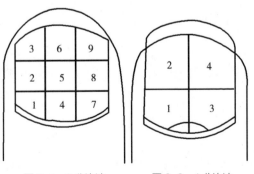

图2-1 9分比法　　　图2-2 4分比法

捏捏手耳治百病

（2）血气符号（也可称标号、信号等）：是指血气在指甲上出现的位置、表现的形态和色泽。它按一定形式和规律反映脏腑器官的某些病变或病变程度，是指甲诊察疾病的依据。指甲上常见的血气符号，其大小、形态各式各样，将符号的形状归纳起来大致可分为圆形、半圆形、椭圆形、月牙形、条形、钩形、八字形、三角形、锥形、哑铃形，以及点状、线状、片状、棒状、云雾状、波浪状等等（图2-3）。

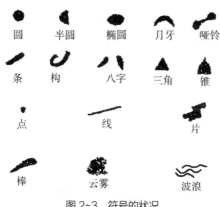

图2-3 符号的状况

（3）符号色泽：色泽是脏腑气血的外荣。指甲血气符号的色泽，主要反映病变程度和病情的变化。一般来说，在疾病急性期或病变活动时，其符号的色泽呈鲜红或紫红；缓解稳定期则变淡红色；病情严重时可变紫、变黑。

（4）符号位置：疾病不同，其符号的形状和位置也不同。根据临床实践发现：各脏腑器官疾病的符号在指甲的区域位置是基本固定的。疾患不愈，指甲上的符号是不会消失的，只有彻底治愈者，符号才会消失。

拇指指甲：主要反映头颈部疾病，

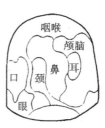

图2-4 右拇指指甲

其中包括颅脑、眼、耳、鼻、咽喉、口腔及颈部（图2-4）。两手的拇指甲相同，但左右方向相反。常见病证有：上呼吸道感染、头痛、鼻炎、副鼻窦炎、鼻息肉、咽喉炎、扁桃体炎、口腔炎、牙周炎、龋齿、中耳炎、视力减退、颈淋巴结肿大、脑肿瘤等。

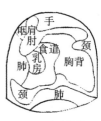

图2-5　右食指指甲

食指指甲：主要反映上焦、上肢、部分咽喉和中焦疾病。在右食指指甲，主要反映肺、气管、食道、乳房、胸背、手、肘、肩及咽喉、颈部的病证（图2-5）。常见病证有：急慢性支气管炎、支气管哮喘、肺炎、肺结核、肺气肿、胸膜炎、食道炎、食道癌、咽喉炎、乳房瘤、颈椎和胸椎肥大以及手肩等疾患。左食指指甲与右食指指甲基本相同，但左右方向相反，且其中包括心的病证（图2-6）。常见病证除与有食指指甲基本相同外，还可见高血压、低血压。

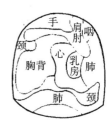

图2-6　左食指指甲

中指指甲：中指指甲主要反映中焦及部分上下焦疾病。在右中指指甲，主要反映胃、十二指肠、横膈膜、肝、胰、肾、肺及胸腰、大肠等病变（图2-7）。常见病证有：胃痛、慢性胃炎、胃及十二指肠球部溃疡、幽门和贲门疾患、横膈膜炎、肋膜炎、肝大、肾疾患等。在左中指指甲，除还包括"心"外，其余基本与

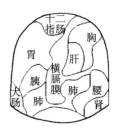

图2-7　右中指指甲

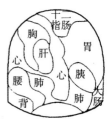

图2-8　左中指指甲

右中指指甲相同，但左右方向相反（图2-8）。常见病证还有冠心病、"风心"、心肌炎、心动过速、期前收缩、主动脉硬化、左心室肥大等心血管疾患，以及胃炎、胰腺炎、糖尿病等。

无名指指甲：主要反映下焦及部分中焦的疾病。在右无名指指甲，主要反映肝、胆、胰、肾、大小肠、膀胱、生殖器官及膝、腰部等病变（图2-9）。常见病证有：肝炎、肝硬化、氨基转移酶升高、胆囊炎、胰腺炎、结肠炎、肾炎、风湿性关节炎、腰椎肥大以及子宫、肛门等疾患。在左无名指指甲，主要反映脾、胰、子宫、尿道、输卵管、外阴、肛门等部位的病变（图2-10）。常见病证有：脾大、胰腺炎、肾炎、输卵管炎、直肠炎以及子宫、尿道、前列腺、外阴、肛门等疾患。

小指指甲：多反映膝以下的疾病，如跟骨、跖骨、踝部等病证（图2-11）。

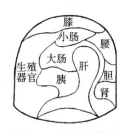 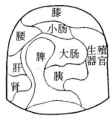 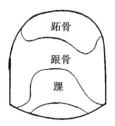

图2-9　右无名指指甲　图2-10　左无名指指甲　图2-11　右小指指甲

2. 根据指甲的形态构造诊病

这是通过对指甲形态构造及甲下皮肤结合处等望触按动，获得相关信息以诊断疾病的一种方法。指甲常见的情况可以分为以下30种，如图2-12。

（1）正甲：纵横皆呈弧形微曲，像弧度很小的椭圆球面。厚薄适中，坚硬、光滑润泽，淡红含蓄，明朗涵神，

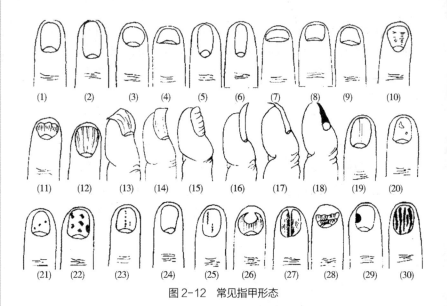

(1) (2) (3) (4) (5) (6) (7) (8) (9) (10)

(11) (12) (13) (14) (15) (16) (17) (18) (19) (20)

(21) (22) (23) (24) (25) (26) (27) (28) (29) (30)

图 2-12 常见指甲形态

月痕清晰。甲根与皮肤的交接处之皱襞红润柔韧整齐。甲上无嵴棱沟裂，甲下无斑纹瘀点。轻压甲面，松后红晕复原，这一般显示气血充足，经络通畅，脏腑调和，身体健康，精力充沛有耐力，情绪平和稳定。

（2）长甲：甲面修长，对光观察甲面上一般有轻微的纵形沟纹。这种甲一般呼吸系统较弱，情绪欠稳，易于伤感。

（3）短甲：甲面短，甲面长占末节指节的1/3左右。此种甲一般反应健康状况良好，身体强壮，爆发力好，但情绪不稳定，易急躁，不加调节则可患高血压及肝病。

（4）圆甲：甲面紧贴左右肉际，与上端肉际缘共同构成半圆形甲，甲皱一般不整齐，甲色甲下色较正常。此种甲反应具有爆发力，身体壮，情绪不稳，易患眩晕症、偏头痛等。

（5）卵甲：甲面边围与顶端围成卵形，整个甲四周曲线缓和无棱角，对光观察甲面上有轻微的纵向纹，甲色甲下色半月如常。此种甲反应身体健康，情绪不稳定，不满足感强，较易患胃病、头痛症及失眠症。

（6）窄甲：长度与长甲相当，但左右横径小，两侧肉际较宽。左右径约为长甲的1/3，认真观察甲色不均匀，也可出现轻微的横向条纹。此种甲者易患颈、腰椎病、骨质增生及心脏病。

（7）阔甲：甲面横径大，顶端更显，甲根部凹下，半月相应偏长，甲面对光可见纵横沟纹，但较轻微，甲色甲下色尚正常。易患甲状腺功能变异性疾病、生殖功能低下症。

（8）方甲：横径不及阔甲，横纵长度比约为4/3或相等，甲面长不及末节指节的一半，甲色甲下色半月正常。易患循环系统病、心脏病等。如果甲面上出现红斑，甲下色红紫相间，患病可能性更大。

（9）梯甲：甲上端横径小于根部，甲面长度适中，整个甲面呈梯形，甲色甲下色半月正常，有时半月可呈三角形或也呈梯形。易患呼吸系统病，如肺炎、支气管炎等。

（10）三角甲：甲上距大于甲根部，半月多呈三角形，甲色甲下色正常。易得中风症，如果甲下色白紫相间，病证更能确定，按下指甲后甲下色恢复较慢。

（11）嵌甲：也叫"倒甲"，甲左右两端深陷于左右肉际之中，形成镶嵌状，也如甲倒刺入肉际中。甲面透明度降低，半月有时不整。易患神经系统疾病，如自主神经功能紊乱及循环系统循环不畅。

（12）纵沟甲：正视即可见甲面上有纵形沟条，使甲面凹凸不平。多提示肝肾不足、肝阳上亢或气血双亏，易患营养不良症、过敏症、呼吸系统疾患。

（13）凸甲：甲面中央明显凸起高于四周，甲端部下垂，像贝壳或倒覆的汤匙，对光观察甲面上有细微的凹点，甲色甲下色偏白，半月色偏粉。易患结核病，根部紫色更应注意。

（14）凹甲：甲面中央凹下低于四周，甲面上有凹点和纵行条沟，甲下色不均匀。多是肝肾功能不佳，易于疲劳，精力不充沛，也易患不育症。

（15）横沟甲：正视可见甲面上出现凹下横沟，使甲面凹凸不平，甲面透明度不足。多提示肺功能异常或肝气郁结，易患脱毛症，且情志易抑郁，内分泌调节紊乱。有时伴甲下一条沟底瘀血带，多为外伤所致，根据其横沟至根部距离可推断受伤时间。

（16）勺甲：甲面伸长至顶端肉际时向上翘起，形如汤匙，两边肉际处指甲易于劈裂，甲下色偏苍白，甲皱不整齐，甲面有时会见小白点。易患贫血、营养不良症。

（17）软薄甲：甲面软薄缺少韧性，失去保护功能，甲下色淡，半月不整，甲皱也不规整。易患出血症、缺钙症，也易见于久病之人。

（18）剥甲：甲面与甲床逐渐分离，如剥笋状，初起指甲游离端处发白变空，向甲根部逐渐蔓延，甲变为灰白色，无光泽，并变软薄。提示消化道出血，或其他出血症，营养不良而致贫血等。

（19）黑线甲：甲面上出现一条或几条细而黑的纵行线，甲下色不均匀，甲皱不整齐，半月泛红偏斜。提示内分泌失调，妇女经期不稳，行经腹痛。

（20）白斑甲：甲面上有白色斑块，不透明，一般多指均有。提示消化系统病、内分泌失调、肠胃功能紊乱。儿童甲中央出现云状白斑多为虫积，拇指甲中央有针头大白斑，呈红白相间，多为有蛔虫。

（21）红斑甲：甲面上有红斑红点，甲下色紫暗或红白相间，半月不规则，甲皱不整齐。易患循环系统疾病，如心脏病、心内膜炎，慢性出血症，血小板减少症等。

（22）花斑甲：甲面光洁度不好，甲色不明润，有隐黄暗斑块，亦有微现的纵纹。提示消化系统疾病，长期神经衰弱，易于疲乏倦怠。

（23）串珠甲：甲面出现纵向凹凸不平的串球样或甲面内有串球样斑点。提示营养不良或吸收功能障碍，微量元素缺乏，或消化器官某局部疾患。

（24）偏月甲：甲半月偏斜不正，而不再成半月形，甲下色粉或粉中有苍白暗区。提示体力消耗大或营养吸收不好，入不敷出而造成机体抵抗力下降。

（25）缺月甲：指甲无半月。如果拇指有，其余手指没有，且甲下色淡暗发粉色，提示近期饮食失调，情绪紧张，身体劳乏，机体抵抗力减弱。如果所有指半月全无，提示有循环系统疾病或血液病。

（26）筒状甲：指甲内卷如筒，也叫"葱管甲"，按压后苍白，松开后苍白变化不明显。多见于久病体虚或安逸少劳之人，提示气血两虚，机体抵抗力很弱，易患绝症。

（27）纵裂甲：甲板不坚，失去韧性，从中央裂成两片，易患循环系统疾病或痴呆症，也见于外伤或甲癣。

（28）代甲：即指甲自行脱落。多因患疳疔病毒所致。排除外科疾患则为危候，若不再复生则提示命门火衰，即身体虚弱至极，难以康复。

（29）紫糠甲：甲面无光泽且自远端两侧增厚，变脆枯槁，呈黄朽木色，粉状蛀蚀或缺损，表面高低不平。提示循环功能失常，肢端不得荣养而受风湿侵袭，易患脉管炎、肌萎缩等症，亦可见于甲癣。

（30）报伤甲：甲下出现按压不散的瘀血斑点。一般提示受外伤。若为暗红色，则说明近3～5个月内受轻伤，预后良好；青紫色为两年内受伤较重或受伤时间短但伤重，预后也较好；黑色为2～5年内受伤，很重，预后差；黄色为5年以上的伤，或时间短而伤极重，预后多不良。

指纹诊病法

作为本人代表的最好记号，指纹线的形成与变化既受先天遗传影响，又受后天状况影响，可以反映后天的许多体内外变化，这些对疾病诊断是很有价值的。手指纹从大类上可分为4种，即弓形、箕形、斗形和缺散形（如图2-13）。

（1）弓形纹：这是一种最简单的指纹，其图形特点是全部由弓形的平行嵴纹组成，也就是说，弓状线纹从手指端的一侧走向另一侧，中间没有回转，中部隆起如弓形，其凹陷面通常朝向手指近心端。根据弓形纹弯曲度的高低，可将它区别为简单弓形纹和帐篷状弓形纹两种，指纹弓形太多，表示身体状况不好，易患神经精神疾病及生殖功能低下等症。一般人手指纹中弓形纹并不多见。

（2）箕形纹：我国俗称"簸箕"。指纹常从手指一侧起

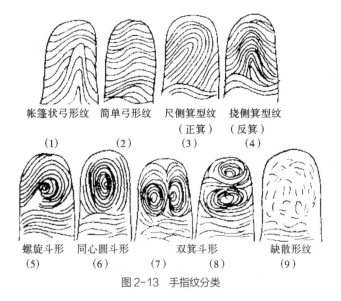

帐篷状弓形纹	简单弓形纹	尺侧箕型纹	挠侧箕型纹
		（正箕）	（反箕）
（1）	（2）	（3）	（4）

螺旋斗形	同心圆斗形	双箕斗形		缺散形纹
（5）	（6）	（7）	（8）	（9）

图2-13　手指纹分类

始，斜向上弯曲，然后又回到原侧。根据"箕口"朝向方位不同，可分为尺侧箕形纹（正箕）和桡侧箕形纹（反箕）两种。这是正常人多出现的指纹。

（3）斗形：又可分为简单斗形和双箕斗形。简单斗形包括同心圆斗形和螺旋斗形，是人群中较为多见的，一般人是斗形、箕形共存。双箕斗形不多见，但也不是病态反应。

（4）缺散形：人群中很少见。指纹并没有可辨识清楚的花纹存在，或是线纹变薄萎缩缺损，还有一些其他类型，缺散形指纹表明健康状况不佳或生理功能不健全，更多的是见于遗传性疾病：如白化症、肢体畸形、脊柱裂、家族性智力低下等。对于变薄萎缩的情况，又可见于久病的老年人或从事对手有损伤、腐蚀工作的人，有时季节性手部脱皮症中也可出现，这些是可以变化并恢复正常的。

掌纹诊病法 🌀

一、手各部位的名称与望诊

手掌纹虽然密集而纵横交错，但基本纹路的位置却相同。下面我们将主要的纹线介绍如下（图2-14）。

（1）生命线：又称地纹、大鱼际曲线。发源于拇指和食指之间，呈半圆形围绕大鱼际，止于大鱼际下端，直到腕部。它表示每个人一生的寿命和健康情形。当人的身体进入老年衰老期后，往往会在生命线的下端呈无力状态而

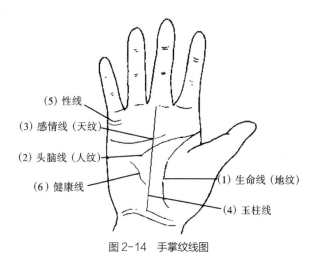

（5）性线

（3）感情线（天纹）

（2）头脑线（人纹）

（6）健康线

（1）生命线（地纹）

（4）玉柱线

图2-14　手掌纹线图

下垂。生命线中没有支线，没有裂痕间断，是健康长寿的表现。但生命线的长度，绝对不是长时间固定的，而是短暂的，会随着时间产生伸缩的变化。如果细心观察会发现：健康时生命线的末梢必伸长，而长期疾病缠身后，生命线的末梢必会明显缩短。

（2）头脑线：又称智慧线、人纹线等。它位于手掌中央，是由食指向手掌横切的掌线。它与生命线有相同的起点，并行2～3cm后，行于掌中央，止于小指尺侧延长线左右。它表示一个人的智慧，也反映消化、神经、精神等方面情况。

（3）感情线：又称天纹线、心脏线等，也有人称之为"爱情线"。它是由小指之下往食指方向横走的掌线。它表示一个人在爱情和性格方面的发展，也反映人的精神状态、情绪，并与泌尿生殖系统有关，也能反映心脏功能及其病变情况。

（4）玉柱线：又称事业线、命运线、功名线。多起于大小鱼际在腕部的交合点，穿过人纹、天纹，直行至中指根部。该线不是每个人都有，有也常不完整，但没有特殊意义。玉柱线可反映人的神经系统及精神状况，行走区域可反映消化系统功能状况，起始端与生殖有关。

（5）性线：又称婚姻线、家庭线。位置在小指与天纹线之间，正常为1～3条短横纹线。多与生殖、生育能力及性欲状况有关。

（6）健康线：起点在大小鱼际交合点上方，斜向小指根方向，止点一般不超过天纹。没有健康线是健康的标志，有也宜连续均匀、浅细，不同的人因健康状况的差异，此线有深浅的变化。另外，此线地方差异大，北方人多没有或不完整。而南方人几乎均有。该线与心脑系统、消化系统有关，在临床上有重要的诊察参考价值。

二、手掌的丘穴

手指的根元接近手掌部分而言，简称为掌丘。掌丘可分为金星丘、月丘、火星平原、木星丘、土星丘、太阳丘、水星丘七个区（图2-15）。

（1）金星丘：是拇指根部后面隆起部分。如果肌肉丰满红润，就表示健康、精力旺盛。如果精力衰退或有慢性病（如肝炎、糖尿病等）时，则在该部位显现出星状纹或纹路杂乱。

（2）月丘：是与金星丘位置相对的隆起部分。如在这部位低凹和有杂点斑纹时，表示生殖系统有病。

（3）火星平原：指手掌中央凹洼的部分。如果该部位低陷太甚时，表示有慢性病引致

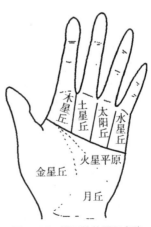

图2-15 掌丘的位置及名称

的全身衰弱和营养失调症。

（4）木星丘：指食指根部后面的隆起部分。假如这部分出现杂乱纵横交错的纹时，就表示会有高血压、肺结核、头部出血等病证发生。

（5）土星丘：指中指根部后面的隆起部分。如果该部位出现杂乱纹线时，就表示会有出血性疾病发生，如尿血、痔疮、妇科出血、脑出血等。

（6）太阳丘：指无名指根部后面的隆起部分。如果这部分有星状纹和杂乱纹路出现时，表示会有神经系统疾患及眼、耳、鼻等疾病发生。

（7）水星丘：指小指根部后面的隆起部分。如果这部分的纹路杂乱无章时，可能有肝炎、胆囊炎等疾患。

三、掌中的细小纹线

掌中的细小纹线与人的健康关系密切，而且在疾病诊断中有时有很重要的意义，下面我们介绍15种掌中的细小纹线（图2-16）。

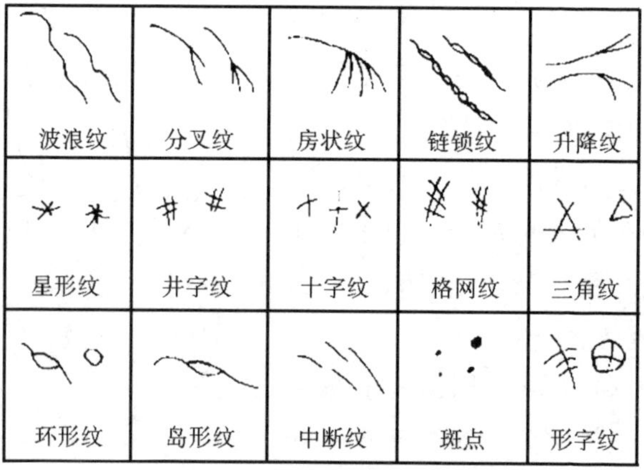

波浪纹	分叉纹	房状纹	链锁纹	升降纹
星形纹	井字纹	十字纹	格网纹	三角纹
环形纹	岛形纹	中断纹	斑点	形字纹

图2-16　15种掌中细小纹线

（1）波浪纹：纹线起伏，直观呈波浪状，也可以是叠波，有间断，也包括纹线深浅波形变化的情况。多见于主线末端或主线的变异形。

（2）分叉纹：一般为主线末端或主线主要分支线末端分成两叉或几叉清晰线纹。

（3）房状纹：主线的支线迅速分化出许多线纹，称房状纹。多见于主线末端。

（4）链锁纹：纹线如圆环一样，环环相接，连接成链锁状，有时在环与环相接合处亦可分出细小支线。多见于主线的变异形。

（5）升降纹：从中央进行中或支线别出的几条相互平行且向上或向下的纹线，称为升降线，长度近均匀。

（6）星形纹：由三四条短线纹交叉构成形同星状。掌四周或手指指节部常见。

（7）井字纹：四条线纹两两相交叉形成"井"字，也有时有出头呈方形、梯形或矩形。多见于掌部。

（8）十字纹：两纹线相交叉形成"十"字，也可是一条与两平行线纹交叉呈双十字纹，掌部多见。

（9）格网纹：两组平行线纹横纵交叉形成网格状，多见于大鱼际处，小鱼际亦可见到。

（10）三角纹：三条线纹线两两相交，构成各种三角形。多见于主线之间，由支线围成。

（11）环形纹：纹线呈连续的环形，或有断续的环状，也包括皮下环形暗区等。多见于手掌部四周肌肉较丰厚处。

（12）岛形纹：纹线走行中途分而又合形成小岛状，有的是连岛形。多见于主线变异形，手指及大小鱼际区。

（13）中断纹：纹线走向明确，但中间有断开，使纹线呈二三段。多见于主线变异形或支线。

（14）斑点：斑点情况较复杂，掌指部均可出现。有的是斑点、斑块状皮肤底色纹消失；有的是底色纹或其他纹线中有色斑点，一般为青、白、红、黑、黄。纹线走行至此变成斑点或底色纹变浅。另外，指甲、皮下也可见斑点。

（15）形字纹：即手上线纹构成自然界中的动物简单形状或其他自然形状，或是汉字形状。前面提到的井字纹是最常见的一种，还可见到如"丰""田""大""人""刀""丁""王""日""月"等等。这些均无特殊意义。

第三章

常见病手反射疗法

感冒

　　感冒又称伤风，是由病毒或细菌引起的急性上呼吸道炎症。一年四季均可发病，但以春、冬季及气候骤变时多发。主要临床表现为恶寒（恶风）、发热（体温一般不超过39℃）、鼻塞、流涕、喷嚏、声重、头痛、咽痛、咳嗽、全身酸痛、乏力、食欲减退等。如在一个时期内广泛流行，症状多类似，称为时行感冒。

　　本病在中医学中属于"伤风""感冒"范畴。其病因病机是六淫外邪，以风为主，"风为百病之长"，每多兼挟，尤以挟寒、挟热之挟居多，或挟时疫之气，侵袭人体，乘人体防御能力不足，卫气不固之时，侵袭肺卫皮毛而致病。临床症状以风寒、风热者居多，尚有挟暑、挟湿之患者。又因为患者感受的病邪不同、体质强弱及邪之轻重，在症候上有伤风、风寒感冒、风热感冒和时行感冒（即流行性感冒）之分。感冒的临床表现，初起一般多见鼻塞、流涕、喷嚏、声重、恶风，继则发热、咳嗽、咽痒或痛、头痛、全身酸楚不适等。病程5~7天，一般伤风全身症状不重，时行感冒多呈流行性，常突然恶寒、高热、全身酸痛，全身症状明显，且可入里化热，变生他病。

操作

　　　　按揉大脑、鼻、支气管、肺反射区。风寒证加心反射区；风热证加额窦反射区；暑湿证加肾反射区（图3-1~图3-8）。

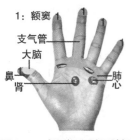

1：额窦
支气管
大脑
鼻
肾

肺
心

图 3-1 感冒常用手部反射区

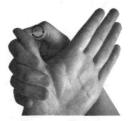

图 3-2 按揉大脑反射区

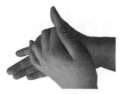

图 3-3 按揉鼻反射区

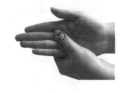

图 3-4 按揉支气管反射区

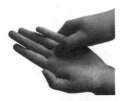

图 3-5 按揉肺反射区

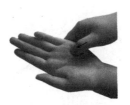

图 3-6 按揉心反射区

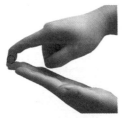

图 3-7 按揉额窦反射区

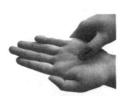

图 3-8 按揉肾反射区

（1）风寒证：恶寒重，发热轻，鼻流清涕，咽痒，无汗，咳痰稀白，舌苔薄白，脉浮紧。

加按揉心反射区30～50次。

（2）风热证：发热较重，微恶风寒，鼻流黄浊涕，咽痛，汗出，咳痰黄稠，舌苔薄黄，脉浮数。

加按揉额窦反射区30～50次。

（3）暑湿证：身热，微恶风，汗少，鼻流浊涕，或口中黏腻，头重，胸闷，泛恶，苔腻，脉濡数。

加按揉肾反射区30～50次。

支气管炎

本病属于中医学的"咳嗽""痰饮""咳喘"范畴。中医学中虽无急性气管、支气管炎的病名，但其临床表现与中医文献中的"外感咳嗽"非常接近。急性支气管炎为外邪侵袭肺，肺失宣肃、气道不利，肺气上逆所致。慢性支气管炎则多因肺脏虚弱或他脏有病累及肺，使肺之宣肃功能失常而发病。

本病的致病原因虽多，俱概而言之不外外感与内伤两端。外感为六淫外邪侵袭肺系；内伤主要是脏腑功能失调。

（1）六淫外邪侵袭肺系：多因肺的卫外功能减退或失调，以致在天气冷热失常、气候突变的情况下，六淫外邪从口鼻而入，或从皮毛而受。《河间六书·咳嗽论》谓："寒、暑、燥、湿、风、火六气，皆令人咳嗽"，即是此意。

（2）脏腑功能失调：主要指肺脏功能失调，肺卫不固，外邪易侵，内外合邪而为病。此外，饮食不当，嗜烟好酒，熏灼肺胃；或过食肥厚辛辣，脾失健运，痰浊内生，上干于肺而发病。肺司呼吸，主宣发肃降，开窍于鼻，外合皮毛，为气机升降出入的通道。外感六淫，从口鼻或皮毛而入肺，肺失肃降；肺脾功能失调，内生痰浊，阻塞气道，均可导致肺气上逆而咳喘。

慢性支气管炎在病机上主要反映肺、脾、肾三脏虚损，以及它们的相互关系失衡，同时又因痰、火、瘀等因素的参与而愈加复杂，其基本病机为本虚标实。在正常情况下，肺主气，司呼吸，主宣发肃降，外合皮毛，为气机出入升降的通道。风寒热燥之邪从口鼻或皮毛而入，肺气被束，失其肃降而发病；嗜食烟酒、辛辣助火之品，聚津生痰，阻塞气道，均可使肺气上逆而发生咳嗽。病久不愈，肺气愈伤，正气无力御邪，则外邪又易复犯，以致迁延日久，缠绵不愈。脾主运化，位居中焦，为气机升降之枢纽。脾虚不能运水湿，聚湿为痰，湿痰上渍于肺，影响气机的通畅而见咳喘，咯痰等症。肾主纳气，肾阳亏虚，气失摄纳，命门火衰，津液输化失司，肺气升降受阻，水气不能宣化，为痰为饮，阻塞气道；肾阴亏损，虚火内炽，灼伤肺津，皆可使肺失宣降，肺气上逆而咳喘咯痰。古人所谓："肾为生痰之本，肺为贮痰之器，脾为生痰之源"，"肺不伤不咳，脾不伤不久咳，肾不伤不咳不喘"，三脏功能失调可致本病。痰、火、瘀既是脏腑失调的病理产物，又是直接或间接致病的因素。无论是外受燥热之邪，或寒郁而化热，或五志过极，饥饱劳倦伤及脏腑致功能失调所生内火，皆可与痰湿等合而形成痰火，火热壅肺，痰闭肺络而发病。久病多虚多瘀，阳气不足，不能温煦血脉和推动血液运行；或因寒邪客入血脉，血液凝滞不畅；或热入营血，血热搏结等，皆可形成瘀血。急性发作期，大多因肺气虚弱，卫外不固外邪入侵，以致咳嗽反复发作；或因久咳不已、反复发作，或因年老体虚，肺脾肾气虚，水津不布，痰饮内停，阻遏于肺，引起长期咳喘，或因饮酒等因素伤及肺，进而形成本病。病变经久不愈，损及脾肾，故病情严重者常伴有气喘不能平卧，动则尤甚等肾不纳气之候。

操作

　　按摩鼻、喉、气管、肺、支气管、胸腔呼吸器官区。风寒袭肺加胸、大肠反射区；痰湿蕴肺加脾反射区、胃反射区反射区；肝火犯肺加肝反射区（图3-9～图3-20）。

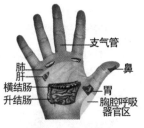

图3-9　支气管炎
常用手反射区（1）

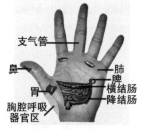

图3-10　支气管炎
常用手反射区（2）

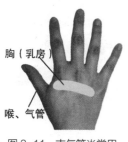

胸（乳房）

喉、气管

图 3-11　支气管炎常用
手反射区（3）

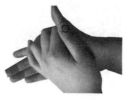

图 3-12　按揉鼻反射区

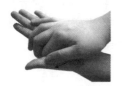

图 3-13　摩喉、气管反射区

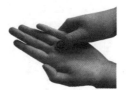

图 3-14　按揉肺、
支气管反射区

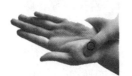

图 3-15　按揉胸腔
呼吸器官区反射区

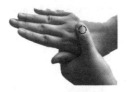

图 3-16　按揉胸反射区

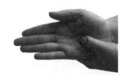

图 3-17　按揉大肠反射区

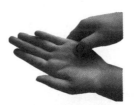

图 3-18　按揉脾反射区

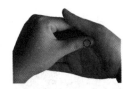

图 3-19 按揉胃反射区

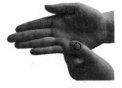

图 3-20 按揉肝反射区

加减

（1）风寒袭肺：咳嗽声重，气急，咽痒，咳痰稀薄色白，常伴鼻塞，流清涕，头痛，肢体酸痛，恶寒发热，无汗等表证。

加按揉胸、大肠反射区，各1～2分钟。

（2）痰湿蕴肺：咳嗽反复发作，咳声重浊，痰多，因痰而咳，痰出咳止，痰黏腻或稠厚成块，色白或带灰色，早晨或食后则咳甚痰多，进甘甜油腻食物加重，胸闷，脘痞呕恶，食少，体倦，大便时溏，舌苔白腻，脉象濡滑。

加按揉脾、胃反射区反射区，各1～2分钟。

（3）肝火犯肺：上气咳逆阵作，咳时面赤，咽干，常感痰滞咽喉，咯之难出，量少质黏，或痰如絮条，胸胁胀气，咳时引痛，口干苦，症状可随情绪波动而变化，舌苔薄黄少津，脉象弦数。

加按揉肝反射区1～2分钟。

哮喘

本病属于中医学的"哮""喘""痰饮"病范畴。哮为喉中鸣息有声，喘为呼吸气促困难，二者兼有称为哮喘。本病的主要病因是痰饮内伏，平时可不发病，遇某种因素致使痰饮搏击于气道而发病。致病因素比较复杂，凡外感风寒暑热，未能及时表散，邪阻于肺，气不布津，聚液成痰。饮食酸咸肥甘，生冷腥腻而致脾失健运，内酿痰湿，上干于肺，窒阻肺气。素禀体弱，或病后体虚，如幼年麻疹、百日咳及反复感冒，咳嗽日久，阳虚阴盛，气不化津，痰饮内生，或阴虚阳盛，热蒸液聚，痰热胶固。由此可以看出，导致本病的主要病理因素为痰。外感、饮食、病后失调、情志内伤、疲劳等均是诱发因素。

（1）外邪侵袭：风寒之邪，侵袭肌表，内阻于肺，寒邪郁闭皮毛，肺气失肃降；或因风热犯肺，肺热垂盛，清肃失职或肺有蕴热，又为寒邪所束，热不得泄，皆能导致肺气上逆而发生哮喘。

（2）痰浊阻肺：饮食失节，伤及肺气，导致上焦津液不布，凝聚寒饮，内伏于肺，或恣食肥甘，嗜酒伤中，脾失健运，痰浊内生，上干于肺；或病后阴伤，素体阳盛，寒痰内郁化热，热蒸痰聚，致痰热胶固，内郁于肺，遇劳欲、情志的触动，即可发病。

（3）肺肾亏虚：因肺为气之主，司呼吸，外合皮毛，内为五脏华盖，久病咳伤，或他脏病气上犯，皆可使肺失宣降，肺气胀满，呼吸不利而致短气喘促；肾为气之根，故肾元不固，摄纳失常，则气不归元，阴阳不相接续，亦可气逆于肺而发为哮喘。

按摩鼻、喉、气管、肺、支气管、脾、胸腔呼吸器官反射区。冷哮加摩手掌中心线；热哮加胸（乳房）反射区；虚哮加肾反射区（图3-21~图3-30）。

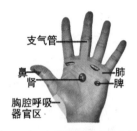

图 3-21　哮喘常用手反射区（1）

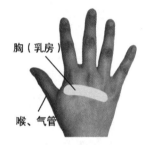

图 3-22　哮喘常用手反射区（2）

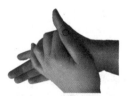

图 3-23　按揉鼻反射区

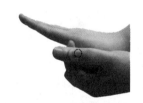

图 3-24　按揉喉、气管反射区

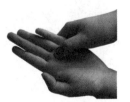

图 3-25　按揉肺反射区

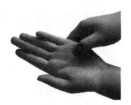

图 3-26　按摩脾反射区

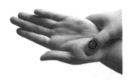

图 3-27　按揉胸腔
呼吸器官反射区

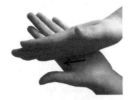

图 3-28　摩手掌中心线

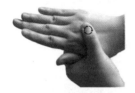

图 3-29　按揉胸（乳房）反射区

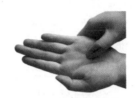

图 3-30　按揉肾反射区

加减

　　（1）冷哮：呼吸急促，喉中痰鸣，胸痞满闷如塞，咳不甚，痰少咳吐不爽，面色晦暗，口不渴，喜热饮，天冷或受寒易发，舌苔白滑，脉弦紧，或浮紧。

　　加摩手掌中心线1~2分钟。

　　（2）热哮：呼吸急促，气粗息涌，喉中痰鸣，胸高胁胀，咳呛阵作，痰黄黏稠，排吐不利，口渴喜饮，口苦，不恶寒，舌质红，苔黄腻，脉滑数，或弦滑。

　　加按揉胸（乳房）反射区1~2分钟。

　　（3）虚哮：形体消瘦，素体怯寒，气少无力，腰酸肢软，呼吸急促，喉中痰鸣，舌淡苔少，脉象虚弱。

　　加按揉肾反射区各1~2分钟。

风湿性心脏病

风湿性心脏病是风湿热后所遗留下的心脏病变，以心脏瓣膜病变为主，又称为"风湿性心瓣膜病"，简称风心病。临床最常见累及二尖瓣、主动脉瓣，以及二尖瓣与主动脉同时发生病变者。患病初期常常无明显症状，后期则表现为心慌气短、乏力、咳嗽、肢体水肿、咳粉红色泡沫痰，直至心力衰竭而死亡。

本病归属于中医学心痹、心悸、怔忡、水肿、喘证的范畴。《内经》中类似本病的描述为"脉痹不已，复感于邪，内舍于心"，发为心痹，又有"心痹者，脉不通，烦则心下鼓，暴上气而喘"等。素体虚弱，外邪侵袭为本病的根本病因。本病初起，以外感风寒、湿热之邪而致病，邪气久羁，内舍于心，而成为心痹，发为本病。

（1）外邪致病：风、寒、湿、热之邪是引起本病的外在因素，体质虚弱者易于遭受外邪的侵袭，但体壮之人由于久居湿地，或保暖失宜，或冒雨涉水，或汗出当风，外感风寒湿邪，或邪入日久化热也可成为本病。

（2）体虚感邪：患者先天不足或病后体质虚弱，气血不足，卫外不固，易于感受外邪。病后，又无力驱邪外出，以致风、湿、热之邪逐渐深入，留于筋骨血脉而为痹证。阳虚卫外不固，易为风寒湿邪所伤，故患者多为风寒湿痹；阴虚之体，阳气相对偏盛，脏腑经络先有蓄热，故即使感受风、寒、湿邪，侵入人体后也会从阳化热，故成为风热湿痹。

（3）邪气归心：邪客于脉日久，或脉痹不已复感于邪，内舍于心，则心悸、胸闷、胸痹甚者喘息不得卧，发为风湿性心脏病的主要表现。

用力摩擦手掌，搓揉手掌心至温热，并按压心反射区。心血瘀阻加按揉胸腔呼吸器官反射区；气血两虚加脾、胃反射区；心肾阳虚加肾反射区（图3-31～图3-37）。

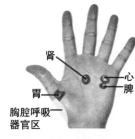

图 3-31　风湿性心脏病常用手反射区

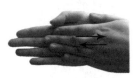

图 3-32　用力摩擦手掌，搓揉手掌心

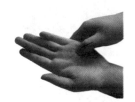

图 3-33　按压心反射区

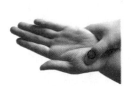

图 3-34　按揉胸腔呼吸器官反射区

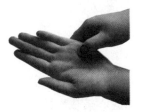

图 3-35　按揉脾反射区

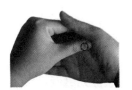

图 3-36　按揉胃反射区

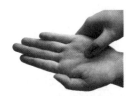

图 3-37　按压肾反射区

（1）心血瘀阻：心悸不安，胸闷不舒，心痛时作，咳嗽甚则咯血，两颧紫红，唇甲青紫，舌质紫暗或有瘀斑。

加按揉胸腔呼吸器官反射区3～5分钟。

（2）气血两虚：心悸气短，头晕乏力，面色无华，睡眠欠佳，舌质淡红，脉细弱。

加按揉脾、胃反射区各3～5分钟。

（3）心肾阳虚：心悸眩晕，胸脘痞满，咳嗽喘急，甚则不得卧，浮肿尿少，手足不温，舌质淡紫，脉沉细而数或结代。

按压肾反射区3～5分钟。

冠心病

冠心病在中医学中为"胸痹""心痛""真心痛"等病的范畴。心痛指因外来寒邪侵袭、情志所伤，或内有所伤而致心系脉络瘀阻所引起的，在两乳之中、鸠尾之间或虚里部位疼痛，甚则胸痛彻背、喘息不得卧为主要特点的病证。病因为寒邪内侵、饮食不当、情志失调、年迈体虚。主要病机为心脉不通。

（1）气虚血瘀：因于思虑烦劳过度，耗伤心气，加之终日伏案少动，胸阳不展；或因年迈体弱，脾肾两虚，心失所养，致心气不足，"气为血帅，血为气母""气行则血行"。由于心气虚，不得帅血运行，则气虚血瘀，心脉瘀阻发为心痛。

如《灵枢·经脉》："手少阴气绝则脉不通，脉不通则血不流。"

（2）年迈体衰：① 阳气虚衰，肾阳虚衰，不能鼓舞五脏之阳气，致心阳不足，血脉失于温运，血流不畅，痹阻于心系脉络则致心痛。② 肾阴亏虚，肾阴亏，不能濡养于心致心阴虚，脉道不充，血行不畅，瘀阻于心系脉络而致心痛，也有因阴损及阳，致心气虚，故而出现气阴两虚致瘀而痛。如《景岳全书·胁痛》："凡人之气血犹源泉也，盛则流畅，少则奎滞，故气血不虚则不滞，虚则无有不滞。"

（3）气滞血瘀：因于情志所伤，忧思恼怒，气机不利，久则气滞血瘀，瘀阻于心系脉络则发心痛。正如《灵枢·口问》："忧思则心系急，心系急则气道约，约则不利"。《灵枢·经脉》又曰："心系实则心痛。"

（4）饮食不节：恣食肥甘厚味、生冷，或嗜酒成癖，日久损伤脾胃，运化失常，聚湿生痰，上犯心胸清旷之区，清阳不展，气机不畅，心脉闭阻，发为心痛。

（5）寒邪内侵：素体阳虚，或心阳不足者，复感寒邪，则阴寒之邪乘虚而入，寒凝胸中，胸阳失展，心脉痹阻，发为心痛，正如《类证治裁·胸痹》："胸痹胸中阳微不运，久则阴乘阳位，而为痹结也"。又如《医门法律·中寒门》："胸痹心痛，然总因阳虚，故阴得乘之。"

心痛病位在心，病性为本虚标实，本虚为心气虚，心阳不足，阴血亏虚；标实为血瘀、痰浊、寒凝气滞。

操作

用力摩擦手掌，搓揉手掌心至温热、摩手掌中心线、重点揉按心反射区。若为虚证加脾、肾反射区；若为实证加按揉胸（乳房）、胸腔呼吸器官反射区（图3-38～图3-46）。

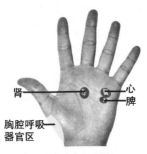

肾
心
脾
胸腔呼吸
器官区

图 3-38 冠心病常用
手反射区（1）

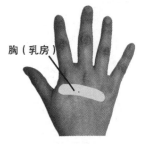

胸（乳房）

图 3-39 冠心病常用
手反射区（2）

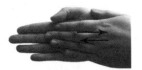

图 3-40 用力摩擦手掌，
搓揉手掌心

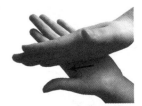

图 3-41 摩手掌中心线

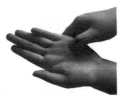

图 3-42 按压并推摩
心反射区

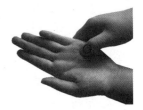

图 3-43 按揉脾反射区

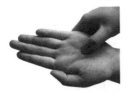

图 3-44 按揉肾反射区

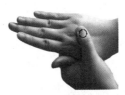

图 3-45 按揉胸反射区

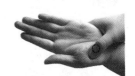

图 3-46 按揉胸腔
呼吸器官反射区

（1）虚证：① 心气亏虚，心前区隐痛，气短乏力，神疲自汗，舌淡苔白，脉细弱。② 心阴不足，胸痛隐隐，眩晕耳鸣，潮热盗汗，舌红少苔，脉细数。③ 心阳不振，心胸闷痛，形寒心悸，面白肢冷，舌淡苔白，脉沉迟或微细。

加按揉脾、肾反射区各3～5分钟。

（2）实证：① 痰浊闭阻，心胸闷痛，头身困重，纳呆，痰多体胖，苔腻，脉滑。② 心血瘀阻，心胸刺痛，入夜痛重，心悸怔忡，舌暗有瘀斑，脉细涩。③ 寒凝气滞，心胸冷痛，得寒加剧，四肢厥冷，畏寒，舌淡，苔白，脉沉迟。

加按揉胸（乳房）、胸腔呼吸器官反射区各3～5分钟。

慢性胃炎

中医学中根据慢性胃炎的临床表现，将其归属于"胃痞""胃脘痛"范畴，若兼"反酸"和"嘈杂"等症，则可参照相应病证辨证。其主要临床表现为食欲减退、上腹部不适和隐痛、嗳气、泛酸、恶心、呕吐等。病程缓慢，反复发作而难愈。

中医学认为慢性胃炎的病因较复杂，其病位皆在胃脘以下，始则与脾胃有关，继而损及肝、肾。病因病机多由于机体的脾胃素虚，加之内外之邪乘而袭之，主要有饮食所伤、七情失和、痰湿中阻，则蕴湿生热，湿热内聚，致使气机阻滞，又为痰浊之源，脾虚日久，则成脾胃寒湿。故病邪有寒热之辨，病机有虚实之分，实痞以邪实为主，虚痞以正虚为主，临床实际所见，以寒热夹杂、虚实兼见者为多。这是由于一方面，本病之生乃由胃及脾，脾胃一阴一阳，喜恶相反，脾胃同病，易见本虚标实，寒热错杂；另一方面，则因脾胃乃易虚易实之脏腑，每为饮食所伤，或为六淫所感，亦可为情志所累，故气滞、血瘀、热蕴、湿阻、痰凝等邪实之证常与脾胃气虚、胃阴不足、脾胃虚寒等正虚之证兼见。

操作

摩擦手掌至掌心温热；推按手掌中心线；按压胃、脾、肠、腹腔神经丛反射区。脾胃虚弱加胃脾大肠反射区；肝胃不和加肝、胆反射区（图3-47～图3-57）。

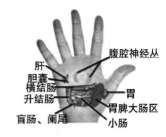

肝
胆囊
横结肠
升结肠
盲肠、阑尾
腹腔神经丛
胃
胃脾大肠区
小肠

图3-47　慢性胃炎
常用手反射区（1）

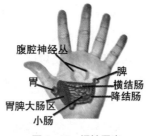

腹腔神经丛
胃
胃脾大肠区
小肠
脾
横结肠
降结肠

图3-48　慢性胃炎
常用手反射区（2）

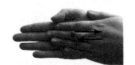

图3-49　用力摩擦手掌，
搓揉手掌心

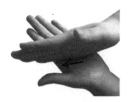

图 3-50　推按手掌中心线

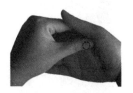

图 3-51　按压胃反射区

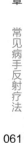

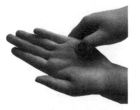

图 3-52　按压脾反射区

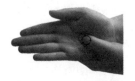

图 3-53　按压肠反射区

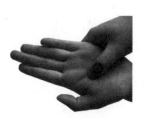

图 3-54　按揉腹腔
　　　　神经丛反射区

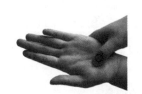

图 3-55　按揉胃脾大肠反射区

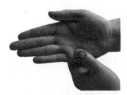

图 3-56　按揉肝反射区

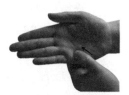

图 3-57　按揉胆反射区

（1）脾胃虚弱：胃脘隐痛，食后腹胀，恶心纳少，舌淡苔白，脉细弱。

加按揉胃脾大肠反射区30～50次。

（2）肝胃不和：胃脘胀满，痛连两胁，嗳气，泛酸，每因烦恼郁怒而发作疼痛，苔多薄白，脉弦。

加按揉肝、胆反射区各30～50次。

呃逆

医学上称打嗝为"呃逆"。打嗝是因为横膈膜痉挛收缩而引起的。其病因病机为寒邪、胃火、食滞、气郁导致胃失和降，胃气上逆动膈；或因胃阴亏虚，下元虚寒致胃气衰败，清气不升，浊气不降，气逆动膈而发生呃逆。

按揉横膈膜、腹腔神经丛、肺、胃脾大肠反射区。实证加胸腔呼吸器官反射区；虚证加胃反射区（图3-58～图3-65）。

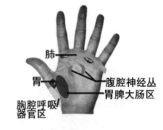

图3-58　呃逆常用
手反射区（1）

（1）实证：呃声响亮有力，连续发作，形体壮实，胸脘满闷，烦渴，尿黄便结，苔黄腻，脉滑实。

加按揉胸腔呼吸器官反射区30～50次。

（2）虚证：呃声低微断续，面色少华，手足不温，舌淡，脉沉细。

加按摩胃反射区30～50次。

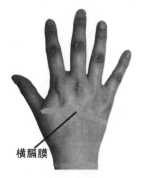

横膈膜

图3-59　呃逆常用手反射区（2）

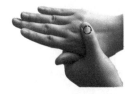

图3-60　按揉横膈膜反射区

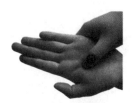

图3-61　按揉腹腔神经丛反射区

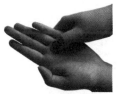

图3-62　按揉肺反射区

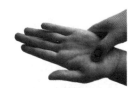

图3-63　按揉胃脾大肠反射区

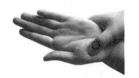

图 3-64　按揉胸腔
呼吸器官反射区

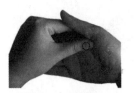

图 3-65　按摩胃反射区

呕吐

　　中医学认为有声有物为"呕"，有物无声为"吐"，有声无物为"干呕"。在临床上，呕与吐常常同时出现，故统称"呕吐"。无论男女老幼皆可发生，是临床常见多发病。本病以呕吐为主症。病有急、慢性之分；症有寒热虚实之辨。病情复杂，兼证颇多。如呕吐清水痰涎，口干渴、四肢厥冷，为寒吐；呕吐热臭或酸苦之味，或嗳气、喜冷饮、口渴、小便短赤，为热吐。急性多突然呕吐，多实；慢性多时吐时止，反复发作，多虚。

　　本病主要是胃失和降、胃气上逆所致。此多因胃脏被外邪所伤；或痰饮内阻，肝气犯胃；或因饮食不节，食滞伤胃；或脾胃虚弱，胃阳不足所致。

操作

　　推按手掌中心线，按压胃、脾、肠、腹腔神经丛反射区。肝气犯胃加肝、胆、胸腔呼吸器官反射区；若为虚证，用力摩擦手掌，搓揉手掌心至温热，并按揉胃脾大肠反射区（图3-66～图3-77）。

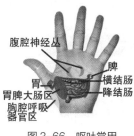

图 3-66 呕吐常用
手反射区（1）

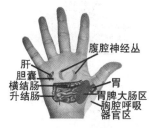

图 3-67 呕吐常用
手反射区（2）

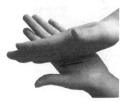

图 3-68 推按手掌中心线

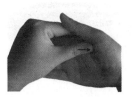

图 3-69 按压胃反射区

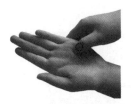

图 3-70 按压脾反射区

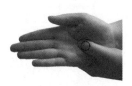

图 3-71 按揉肠反射区

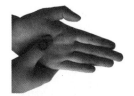

图 3-72 按揉腹腔
神经丛反射区

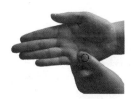

图 3-73 按揉肝反射区

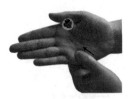

图 3-74 按揉胆反射区

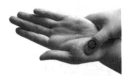

图 3-75 按揉胸腔
呼吸器官反射区

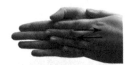

图 3-76 摩擦手掌

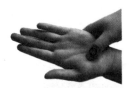

图 3-77 按揉胃脾
大肠反射区

加减

（1）实证：多突然呕吐。

加按揉肝、胆、胸腔呼吸器官反射区各30~50次。

（2）虚证：多时吐时止，反复发作。

用力摩擦手掌，搓揉手掌心至温热、并按揉胃脾大肠反射区30~50次。

急性胃肠炎

急性胃肠炎是夏秋季的常见病、多发病。多由于细菌及病毒等感染所致。主要表现为上消化道病状及程度不等的腹泻和腹部不适，随后出现电解质和液体的丢失。中医学没有急性肠炎的病名，根据本病的主要临床表现，属中医学呕吐、腹痛、泄泻、霍乱、绞肠痧、脱证等病证范畴。病因病机为：脾胃位于中焦，脾主运化水谷，转输津精，升举清气，胃主受纳水谷，其气主降，夏秋之际，病者贪凉或误食腐馊之物，致使脾胃受伤，升降失司，清浊相干，乱于胃肠而致上吐下泻发为本病。

（1）感受时邪：夏秋之际暑湿蒸腾，若调摄失宜，感受暑湿秽浊之气，或因贪凉露宿，寒湿入侵，寒邪秽气，郁遏中焦，使脾胃受损，升降失司，清浊相干，发为本病。

（2）饮食不节：饮食不洁，误进腐馊变质之物，或贪凉饮冷，恣食生冷瓜果、暴饮暴食，直接损伤脾胃，导致清气不升，浊气不降，吐泻交作，发为本病。

（3）脾胃虚弱：素体脾胃虚弱，熟腐运化水谷不力，稍有饮食不慎，即水谷停滞、清浊不分，发为本病。

操作

点揉胃、肠、肝、胆反射区、腹腔神经丛反射区。寒湿证则用力摩擦手掌、搓揉手掌心、推手掌中心线至温热，并按揉胃脾大肠反射区；湿热证加脾反射区；伤食证加胸腔呼吸器官反射区（图3-78～图3-89）。

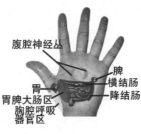

图 3-78　急性胃肠炎
常用手反射区（1）

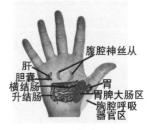

图 3-79　急性胃肠炎
常用手反射区（2）

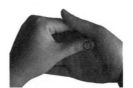

图 3-80　点揉胃反射区

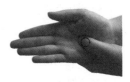

图 3-81　点揉肠反射区

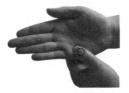

图 3-82　点揉肝反射区

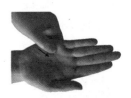

图 3-83　点揉胆反射区

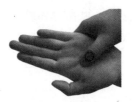

图 3-84　点揉腹腔
神经丛反射区

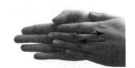

图 3-85　摩擦手掌、
搓揉手掌心

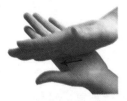

图 3-86　推手掌中心线

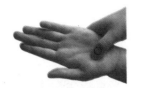

图 3-87　按揉胃脾大肠反射区

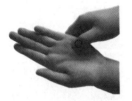

图 3-88　按揉脾反射区

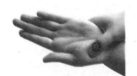

图 3-89　按揉胸腔呼吸器官反射区

加减

　　（1）寒湿证：突然呕吐腹泻，大便稀薄如水样，腹痛肠鸣，苔白腻，脉濡缓。

　　用力摩擦手掌，搓揉手掌心、推手掌中心线至温热，并按揉胃脾大肠反射区30~50次。

　　（2）湿热证：呕吐较剧，腹痛泄泻，粪色黄褐，气味臭秽，肛门灼热，苔黄腻，脉濡数。

　　加按揉脾、胃脾大肠反射区各30~50次。

　　（3）伤食证：呕吐酸腐，肚腹胀痛，大便溏泻，臭如败卵，苔厚腻，脉滑。

　　加按揉胸腔呼吸器官反射区30~50次。

便秘

便秘是临床常见的一种症状，虽然不是一种病，但严重影响生活质量。正常人每日大便一次，但每周大便3~4次，排出成形大便，排便时毋需过分用力，便后有舒适感，也属正常排便。便秘是指大便排出困难，或排便时间间隔延长。

中医古典医籍中有"实秘""虚秘""气秘""风秘""痰秘""冷秘""热秘""三焦秘""幽门秘""直肠结""脾约"之称，又称大便难、大便不通、大便秘涩。明张景岳承张仲景之说，将便秘依有火、无火而分为"阳结""阴结"二类，对指导临床有积极意义。

中医学认为便秘的病位在大肠，系大肠传导功能失常所致，但与肺、肝、脾、肾关系密切。肺燥热移于大肠，使大肠传导失职而便秘；脾虚运化失常，糟粕内停，大便难行；肝气不疏则郁，气郁化火，火邪伤津，肠道失润；肾精亏耗则肠津涩少，肾命火衰可使阴寒凝结、传导失职而便秘。大肠的传导须赖津液濡润和阳气推动。胃腑津液充足，脾脏输布津液功能正常，津液下润肠道，肾阴不虚，精血充则津液足、肾阳充足、阳气运行。肺气正常宣降则肠腑气血通。若气机失调，津液不足，则传导失常，腑气不通，而形成便秘。其病因病机主要有以下几个方面。

（1）热盛伤津：热盛津亏液耗，肠道失润，大便燥结为热秘。

（2）气机郁滞：忧思过度，或久卧久坐少动，或因外伤损及肠胃，致气机郁滞，通降失调，传导失职，糟粕停滞而使秘为气秘。

（3）气血亏虚：年老精血虚少，或产后失血过多，或病后气血未复，或房室劳倦、损伤气血阴精、血虚津亏，则肠道失润、气虚则推动无力，均可造成便秘。

（4）阴寒凝结：常食生冷、过用苦寒，伐伤阳气；年老及病后阳气衰弱、脾肾阳虚、命门火衰、温煦无权，引起阴寒内盛、阳气不通、津液不润、糟粕不行，而成冷秘之证。

操作

按摩肠、肛门、胃脾大肠区、按揉腹腔神经丛反射区。实证可配用肝、胆反射区；虚证可配用力摩擦手掌和掌中心线，搓揉手掌心至温热（图3-90～图3-99）。

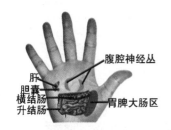

图3-90　便秘常用手反射区（1）

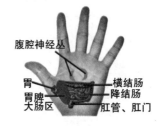

图3-91　便秘常用手反射区（2）

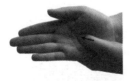

图3-92　按摩肠反射区

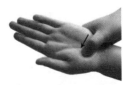

图3-93　摩推肛门反射区

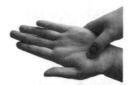

图 3-94 摩推胃脾
大肠反射区

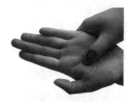

图 3-95 按揉腹腔
神经丛反射区

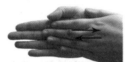

图 3-96 摩擦手掌

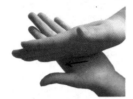

图 3-97 推掌中心线

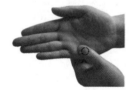

图 3-98 按揉肝反射区

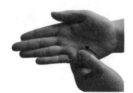

图 3-99 按揉胆反射区

加减

（1）虚证：大便秘结，头晕目眩，神疲乏力，食欲不振，排便时努挣乏力，舌淡苔薄，脉细。

用力摩擦手掌和掌中心线，搓揉手掌心至温热。

（2）实证：大便秘结，坚涩难下，腹胀而痛，伴头痛恶心，小便黄赤，苔黄脉实。

加按揉肝、胆反射区各30～50次。

腰肌劳损

本病在中医学中属"腰痛"范畴。病因病机为寒湿外袭，阻滞腰络；或跌打损伤，气血瘀滞；或肾精亏虚，腰府失养。

操作

按揉腰椎反射区。寒湿型加肾反射区；瘀血型加肝反射区；肾虚型加肾反射区、肾上腺反射区（图3-100～图3-105）。

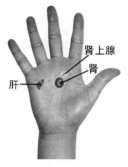

图3-100　腰肌劳损常用手反射区（1）

加减

（1）寒湿型：腰部冷痛重着，活动转侧不利，阴雨天加重，休息后不缓解，舌苔白腻，脉迟缓。

加按揉肾反射区30～50次。

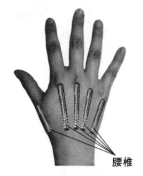

图3-101　腰肌劳损常用手反射区（2）

（2）瘀血型：腰部刺痛，固定不移，疼痛拒按，舌紫暗或有瘀斑，脉细涩。

加按揉肝反射区30～50次。

（3）肾虚型：腰部酸痛，绵绵不止，喜按喜揉，腰膝无力，劳累痛重，休息缓解，苔白，脉沉细。

加按揉肾、肾上腺反射区各30～50次。

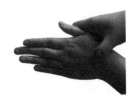

图 3-102　按揉腰椎反射区

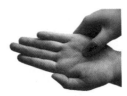

图 3-103　按揉肾反射区

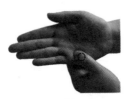

图 3-104　按揉肝反射区

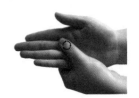

图 3-105　按揉肾上腺反射区

男性性功能障碍

男性性功能障碍是指男性在性欲、阴茎勃起、性交、性高潮、射精等性活动的五个阶段中，某个或几个阶段，甚至整个阶段发生异常而影响性活动正常进行。最多见的男性性功能障碍是阴茎勃起和射精异常。本病在中医学中属于"遗精""阳痿""早泄"范畴。其病因病机为劳神过度，耗伤心肾，阴虚火旺或忧愁思虑，损伤心脾。

操作

用力摩擦手掌，搓揉手掌心至温热，持续按揉肾、肾上腺、生殖腺反射区。阴虚火旺加膀胱反射区；心脾两虚型可配心、脾反射区（图3-106~图3-113）。

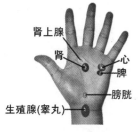

图 3-106　男性性功能障碍常用手反射区

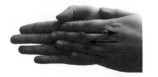

图 3-107　用力摩擦手掌，搓揉手掌心

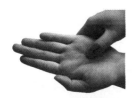

图 3-108　按揉肾反射区

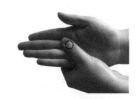

图 3-109　按揉肾上腺反射区

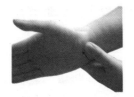

图 3-110　按揉生殖腺反射区

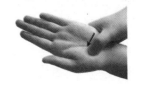

图 3-111　按揉膀胱反射区

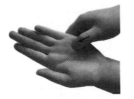

图 3-112　按揉心反射区

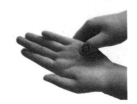

图 3-113　按揉脾反射区

（1）阴虚火旺：遗精早泄，失眠多梦，头晕目眩，小便短黄，舌红少苔，脉细数。

加按揉膀胱反射区30~50次。

（2）心脾两虚：阳痿早泄，头晕失眠，神疲肢倦，纳呆腹胀，舌淡苔白，脉细弱。

加按揉心、脾反射区各30~50次。

失眠

失眠就是到了睡觉时间，自己很想睡觉，但躺在床上又很难入睡（超过30分钟不能入睡着即为很难入睡），即使勉强入睡，也容易惊醒或反复醒来，几乎每次醒来的时间超过30分钟，也就是说不能维持良好的睡眠，其质和量都不令人满意。如果有以上表现，而且每天早晨起床后觉得身体疲乏、头脑不清醒、头疼、头晕等，并持续时间较长，影响了正常的生活和工作，就可以称之为失眠。

操作

　　搓热双手，用力推擦掌心；按揉大脑、额窦反射区。心脾两虚加心、脾反射区；胃气不和加胃、肠反射区；阴虚火旺、肝肾阴亏加肝、肾反射区；心胆气虚加心、胆反射区（图3-114～图3-125）。

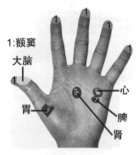

图3-114　失眠常用
手反射区（1）

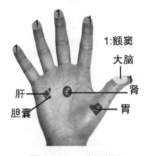

图3-115　失眠常用
手反射区（2）

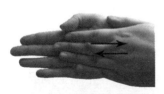

图3-116　用力摩擦手掌，
搓揉手掌心

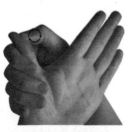

图3-117　按揉大脑反射区

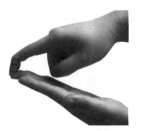

图 3-118　按揉额窦反射区

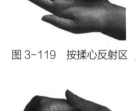

图 3-119　按揉心反射区

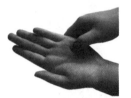

图 3-120　按揉脾反射区

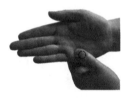

图 3-121　按揉胃反射区

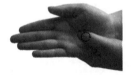

图 3-122　按揉肠反射区

图 3-123　按揉肝反射区

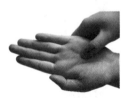

图 3-124　按揉肾反射区

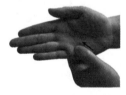

图 3-125　按揉胆反射区

加减

（1）心脾两虚：失眠多梦，头晕乏力，神疲肢倦，心悸，纳呆腹胀，舌淡苔白，脉细弱。加按揉心、脾反射区各30～50次。

（2）胃气不和：失眠，胃脘不适，肠鸣腹胀，食纳减退，大便失调，脉弦滑，舌苔白腻。

加按揉胃、肠反射区各30~50次。

（3）阴虚火旺：失眠多梦，头晕目眩，小便短黄，舌红少苔，脉细数。

加按揉肝、肾反射区各30~50次。

（4）肝肾阴亏：失眠多梦，头晕头痛，耳鸣目眩，舌红或苔腻，脉弦细数或弦滑。

操作同"阴虚火旺"型。

（5）心胆气虚：惊悸失眠，夜多噩梦，时易惊醒，惧闻响声，触事易惊，善太息，神疲乏力，舌淡脉弦细。

加按揉心、胆反射区各30~50次。

消渴（糖尿病）

根据本病多饮、多食、多尿、消瘦的临床特点，属于中医学"消渴"的范畴。在世界医学史中，中医学对本病的认识最早，并详细记载了糖尿病的症状、并发症及治疗方法。其病因主要如下。

（1）饮食不节：过食肥甘、醇酒厚味，损伤脾胃，脾失健运，酿成内热，消谷耗精，发为消渴。

（2）情志不调：五志过极，郁而化火，消灼津液，引发消渴。

（3）劳逸失度：素体阴虚、五脏柔弱之人，劳逸失度，房室失节，致津液亏耗，肾阴受损，肾失固摄，精微下注，故为下消。

消渴是由肺、胃、肾三脏热灼阴亏，水谷转输失常所致的疾病。糖尿病的基本病机是阴虚燥热，阴虚为本，燥热为标，二者互为因果，燥热甚则阴愈虚，阴愈虚则燥热愈甚。病变脏腑在肺、脾、肾三者之中可各有偏重，互相影响。上焦肺燥阴虚，津液失于输布，则胃失濡润，肾乏滋助；中焦胃热炽盛，灼伤津液，则上灼肺津，下耗肾阴；下焦肾阴不足，上炎肺胃，致使肺燥、胃热、肾虚三焦同病。早期阴虚火旺，中期伤气出现气阴两虚，晚期阴损及阳导致阴阳双亏。由于阳虚或气虚不能帅血而行，加之阴虚火旺煎灼津液，病程中可出现血瘀征象。肾阴不足，肝失濡养，目无所养，可导致目干目涩，视物昏花，甚至失明。营阴被灼，内结郁热，发为疮疖、痈疽。阴虚燥热，炼液成痰，痰阻经络或蒙蔽心窍而为中风偏瘫。肾阴不足，阴损及阳，脾肾阳衰，水湿泛滥，成为水肿。阴液极度耗损，导致阴竭阳亡，而见神志不清，皮肤干燥，四肢厥冷，脉微细欲绝等危候。临床上以口渴多饮为主者为"上消"，以消谷善饥为主者为"中消"，以小便频数、尿量增多、腰酸疼痛为主者为"下消"。

操作

双手摩擦生热后，用力按擦手掌正中线，反复进行，持续点按胰腺区。上消加肺反射区；中消加食道、胃反射区；下消加肾反射区（图3-126～图3-133）。

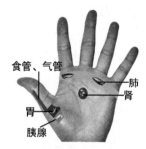

图3-126　消渴常用手反射区

食管、气管　　　肺
　　　　　　　　　肾
胃
胰腺

捏
捏
手耳治百病

（1）上消-肺热津伤：烦渴多饮，口干舌燥，尿频量多，舌边尖红，苔薄黄，脉红数。

加按揉肺反射区30~50次。

（2）中消-胃热炽盛：多食易饥，身体消瘦，大便干燥，苔黄，脉滑实有力。

加按揉食道、胃反射区各30~50次。

（3）下消：① 肾阴亏虚，尿频量多，浑浊如脂膏，或尿甜，口干唇燥，舌红，脉沉细数。② 阴阳两虚，小便频数，浑浊如膏，甚至饮一溲一，面色黧黑，耳轮焦干，腰膝酸软，形寒畏冷，阳痿不举，舌淡苔白，脉沉细无力。

加按揉肾反射区30~50次。

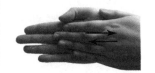

图3-127 用力摩擦手掌，搓揉手掌心

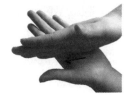

图3-128 用力擦按手掌正中线

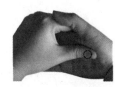

图3-129 按揉胰腺反射区

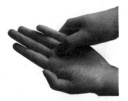

图3-130 按揉肺反射区

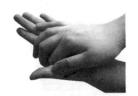

图3-131 按揉食管反射区

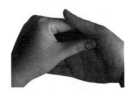

图 3-132　按揉胃反射区

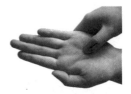

图 3-133　按揉肾反射区

眩晕

眩晕是眩和晕两种症状的总称。眩即目眩，眼前昏花缭乱；晕为头晕，头部运转不定的感觉。两者可以单独出现，也可以同时兼见，两者兼见者，乃称眩晕。《证治汇补》卷四说："眩者，言视物皆黑；晕者，言视物皆转，二者兼有，方曰眩晕。"眩晕又称眩运、眩冒、旋晕、头旋等。

操作

用力摩擦手掌，搓揉手掌心至温热；按揉大脑、额窦、内耳迷路反射区。心脾两虚加心、脾反射区；肝阳上扰加肝反射区；肝肾不足加肝、肾反射区（图3-134～图3-144）。

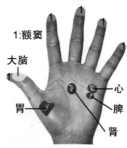

图 3-134　眩晕常用
手反射区（1）

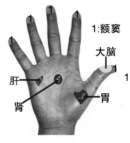

图 3-135　眩晕常用
手反射区（2）

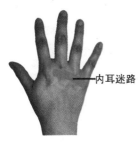

图 3-136　眩晕常用
手反射区（3）

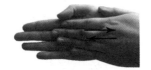

图 3-137　用力摩擦手掌，
搓揉手掌心

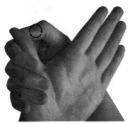

图 3-138　按揉大脑反射区

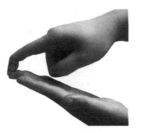

图 3-139　按揉额窦反射区

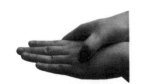

图 3-140　按内耳迷路反射区

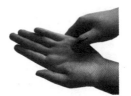

图 3-141　按揉心反射区

加减

（1）心脾两虚：头晕乏力，失眠多梦，神疲肢倦，心悸，纳呆腹胀，舌淡苔白，脉细弱。

加按揉心、脾反射区各30～50次。

（2）肝阳上扰：头痛如劈如裂，伴头晕耳鸣，失眠多梦，面目红赤，口干口苦，小便黄赤，大便秘结，舌红、苔黄、脉弦数。女性患者多有乳房胀痛、扪及包块。

加按揉肝反射区各30～50次。

（3）肝肾不足：头晕头痛，耳鸣目眩，失眠多梦，面色无华，口唇淡白，舌红或少苔，脉弦细数或弦滑。

加按揉肝、肾反射区各30～50次。

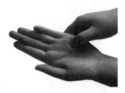

图3-142　按揉脾反射区

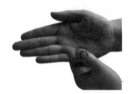

图3-143　按揉肝反射区

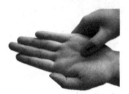

图3-144　按揉肾反射区

中风（脑血管病）

中风是指猝然昏仆、不省人事，伴半身不遂、口眼歪斜、言语不利；或不经昏仆而以半身不遂为主症的一种疾病。中风后遗症是中风经抢救后留有的半身不遂、言语不利、口眼歪斜等后遗症。

在临床上引起中风的原因很多，主要在于患者平素气血亏虚，心肝肾三脏阴阳失调，加之忧思恼怒、饮酒饱餐、劳累过度、外邪侵袭等诱因，导致气血运行受阻，肌肤筋脉失于濡养；或阴亏于下，肝阳暴张，阳化风动，血随气逆，挟痰挟火，横窜经络，蒙蔽清窍所致脏腑功能失调，阴阳逆乱。中风病可分为中风先兆、中经络、中脏腑。本病属于中风病的中经络（病位浅、病情轻）、中脏腑（病位深、病情重）。

操作

　　持续点揉大脑、肝、肾、心、胃脾大肠反射区。若为中经络之络脉空虚，风邪如中，加额窦反射区；若为中经络之肝肾阴虚，风阳上扰，加内耳迷路反射区；若为中脏腑之后遗症，加用力摩擦手掌，搓揉手掌心、推手掌中心线至温热（图3-145～图3-156）。

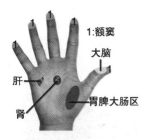

图3-145　中风常用
手反射区（1）

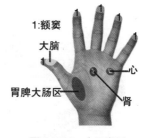

图3-146　中风常用
手反射区（2）

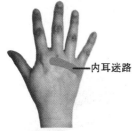

图3-147　中风常用
手反射区（3）

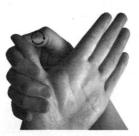

图3-148　按揉大脑反射区

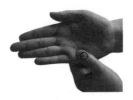

图 3-149　按揉肝反射区

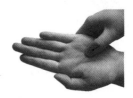

图 3-150　按揉肾反射区

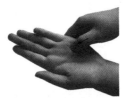

图 3-151　按揉心反射区

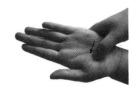

图 3-152　按揉胃脾大肠反射区

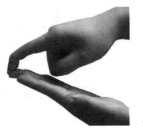

图 3-153　按揉额窦反射区

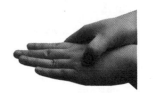

图 3-154　按揉内耳迷路反射区

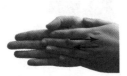

图 3-155　摩擦手掌

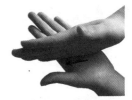

图 3-156　推手掌中心线

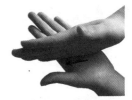

捏
捏

手耳治百病

086

（1）中经络

① 络脉空虚，风邪入中：肌肤不仁，手足麻木，突然口眼歪斜，语言不利，口角流涎，甚则半身不遂，或兼见恶寒、发热、肢体拘急、关节酸痛等症。苔薄白，脉浮数。

加按揉额窦反射区30～50次。

② 肝肾阴虚，风阳上扰：平素头晕头痛，耳鸣目眩，少寐多梦，突然发生口眼歪斜，舌强语蹇，或手足重滞，甚则半身不遂等症。舌质红或苔腻，脉弦细数或弦滑。

加按揉内耳迷路反射区30～50次。

（2）后遗症

① 半身不遂：气滞血瘀，脉络瘀阻，宜补气活血，通经活络；肝阳上亢，脉络瘀阻，宜平肝潜阳，息风通络。② 语言不利：风痰阻络，宜祛风除痰，宣窍通络；肾虚精亏，宜滋阴补肾利窍；肝阳上亢，痰邪阻窍，宜平肝息风，化痰开窍。③ 口眼歪斜：宜息风、除痰、通络。

加用力摩擦手掌，搓揉手掌心、推手掌中心线至温热。

癫痫

中医学中痫证即指本病。但在《内经》称为"癫疾"，亦称"巅疾"。内容包括了精神异常的"癫狂"《灵枢·癫狂》所云:"癫疾始作,先反僵,因而脊痛","癫疾始作而引口啼呼喘悸者"是指痫证发作时肌肉强直,发出畜类啼叫声,因而俗称"羊癫风"或"羊痫风"。至隋、唐以后,癫、狂、痫逐渐明确为三个不同的病证。《千金要方》首次提出"癫痫"的病名,并将证候归纳计12条。因痫证初发年龄多为儿童,因而在儿科医著中论述颇多,且首先使用痫证之名,后世多数医家称癫痫为痫证,有别于癫狂之证。《杂病广要·痫》说:"痫字从痫,从间,以病间断而发,不若别证相连而病也。"

（1）先天因素:若母体突受惊恐,一则导致气机逆乱,一则导致精伤而肾亏,所谓"恐则精却",胎儿发育产生异常,出生后发生痫证。

（2）七情失调:主要是突受大惊大恐,造成气机逆乱,正如《素问·举痛论篇》说:"恐则气下""惊则气乱"。进而损伤脏腑,如肝肾受损,可生热动风;脾胃受损则痰浊内聚,一遇诱因,风火痰热上窜脑神,蒙蔽清窍,是以痫证作矣。

（3）脑部外伤:外伤之后,神志逆乱,气血瘀阻,络脉不和,发为痫证。

（4）外邪、内伤致痫:外感时疫瘟毒,或虫积脑络,均可直接损伤脑窍发为痫证。饮食不节,劳累过度,或患他病之后,均可造成脏腑虚损,功能失调,如脾失健运,痰浊内生,肾阴亏损,水不涵木,风阳挟痰,上巅犯脑,致成痫证。

综上所述,痫证多由惊恐伤肾,先天禀赋不足,或跌仆撞击,瘀阻脑络,或食积伤脾,痰浊内生,一旦肝失条达,气机逆乱,阳升风动,触及宿痰,乘势上逆,蒙蔽清窍,即致癫痫发作,因而痫证与肾、脾、肝三脏关系最为密切，病机转化与风、痰、瘀有关，尤以痰邪作祟最为重要。若痫证久发不愈，必致脏腑愈虚，痰浊愈结愈深，而成顽痰；痰浊不除，则病证复作，痰浊需由逆乱之气上引巅顶，引发癫痫，气聚也易散，散则诸症缓解，假若逆气不散，则可导致癫痫持续状态。

操作

持续点揉大脑、心、脾、肝、肾反射区。实证可重掐心、肝、大脑反射区至症状减轻为止；虚证加用力摩擦手掌，搓揉手掌心、推手掌中心线至温热（图3-157～图3-165）。

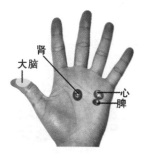

图 3-157　癫痫常用
手反射区（1）

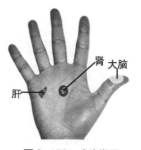

图 3-158　癫痫常用
手反射区（2）

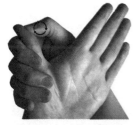

图 3-159　按揉大脑反射区

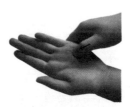

图 3-160　按揉心反射区

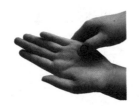

图 3-161　按揉脾反射区

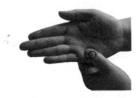

图 3-162　按揉肝反射区

加减

（1）实证：病程短，发作时突然昏倒，不省人事，手足抽搐，两目上视，牙关紧闭，角弓反张，苔白腻，脉弦滑。

可重掐心反射区、大脑反射区至症状减轻为止。

（2）虚证：病程长，多为发作日久，抽搐强度减弱，神疲乏力，头晕目眩，腰膝酸软，食少痰多，舌淡脉弱。

加用力摩擦手掌，搓揉手掌心、推手掌中心线至温热。

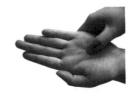

图 3-163　按揉肾反射区

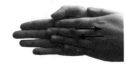

图 3-164　摩擦手掌

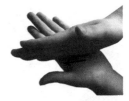

图 3-165　推手掌中心线

类风湿关节炎

　　类风湿关节炎是一种以关节滑膜炎为特征的慢性全身性自身免疫性疾病。滑膜炎持久反复发作，可导致关节内软骨和骨的破坏，关节功能障碍，甚至残废。该病好发于手、腕、足等小关节，反复发作，呈对称分布。早期有关节红、肿、热、痛和功能障碍，晚期关节可出现不同程度的僵硬畸形，并伴有骨和骨骼肌的萎缩，极易致残。本病在中医学中属于"痹证"范畴。病因病机为风寒湿侵袭人体，久则痰浊内生，痰瘀痹阻。

操作

拔摇各指关节、按揉上、下身淋巴结、脾、肝、肾反射区（图3-166～图3-174）。

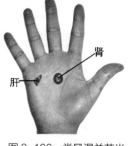

图 3-166　类风湿关节炎常用手反射区（1）

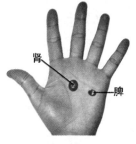

图 3-167　类风湿关节炎常用手反射区（2）

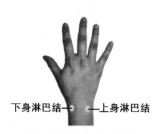

图 3-168　类风湿关节炎常用手反射区（3）

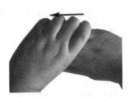

图 3-169　拔伸指关节

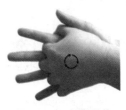

图 3-170　摇指关节

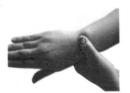

图 3-171　按揉上、下身
淋巴结反射区

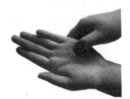

图 3-172　按揉脾反射区

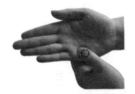

图 3-173　按揉肝反射区

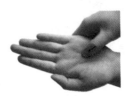

图 3-174　按揉肾反射区

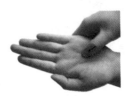

头痛

　　中医学中称本病为"头痛"。头为诸阳之会，是手、足三阳经脉聚会之处，五脏六腑之气血皆上走于头。无论外感与内伤皆可引起头部气血不和，经脉阻滞不通而致头痛。病因病机不外乎风寒外袭，上犯巅顶；或风热上扰，气血逆乱；或因肝郁化火伤阴，上扰清空；或由脾虚致气血生化不足，不能上荣于脑或由脾不化湿，痰浊内生；或为肾精亏虚，脑失所养而致病。

　　偏头痛是最常见的一种反复发作的头痛病。本病与颅脑血管舒缩功能失调有关，常因体内的一些生化因素和激素变化而引起发作。本病有家族史，多见于女性，在青春期容易发作。发作呈周期性，频率因人而异。本病病因病机为肝失疏泄，肝阳上亢，上扰轻窍。

传统中医学中也有"偏头痛"这一概念（如《兰室秘藏·头痛门》中就有偏头痛的描述），但是它与西医学"偏头痛"外延不全重叠。中医学中偏头痛是指疼痛部位发生在头侧颞颥部的一类头痛，又称为"偏头风"，辨证属少阳头痛，主要与阳明前头痛、太阳后头痛和厥阴头顶痛相区别。现代医学中偏头痛的疼痛部位约有60%位于侧头部，而20%位于前额、头顶、后枕部甚至全头，而另一些侧头部头痛（例如颞动脉炎引发的头痛）属于中医学偏头痛范畴，不能诊断为现代医学的偏头痛。

操作

摩热双手，点按大脑、额窦、垂体反射区。风寒侵袭加按揉鼻反射区；肝阳上扰加肝、肾反射区。另外，可根据疼痛部位不同点按其他不同的相关反射区，各30~50次（图3-175~图3-182）。

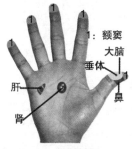

图3-175 头痛常用手反射区

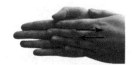

图3-176 用力摩擦手掌，搓揉手掌心

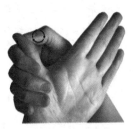

图 3-177 点按大脑反射区

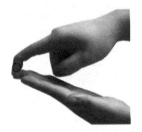

图 3-178 点按额窦反射区

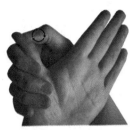

图 3-179 点按垂体反射区

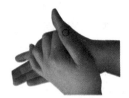

图 3-180 按揉鼻反射区

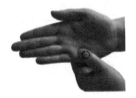

图 3-181 按肝反射区

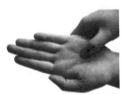

图 3-182 按肾反射区

加减

　　（1）风寒侵袭：每因天气变化时发病，外感风寒客于筋脉可发头痛，舌苔白，脉浮紧。

　　加按揉鼻反射区30～50次。

　　（2）肝阳上扰：头痛如劈如裂，伴头晕耳

鸣，失眠多梦，面目红赤，口干口苦，小便黄赤，大便秘结，舌红、苔黄，脉弦数。女性患者多有乳房胀痛、扪及包块。

加按肝、肾反射区各30~50次。

落枕

落枕又称失枕，中医学认为本病的发生与手太阳、足太阳经脉和经筋有关。多因体质虚弱，劳累过度，睡眠时头颈部姿势不当，或枕头过高或过硬，或因跌仆闪挫，使颈肩部脉络受伤，或因汗出当风，或夜卧受寒，或久居寒湿之地，风寒侵袭人体，稽留于肌肤筋肉之间，导致经气不畅，气血瘀滞，不通则痛。久则肝肾亏虚，筋脉失养，筋骨懈惰，局部脉络受损，经气不调所致。以单纯性颈项强痛，活动受限为主要临床表现。本病为常见的颈部伤筋，一年四季均可发生。多见于成年人，儿童罹患极少，中、老年患者往往是颈椎病变的反映，并有反复发作的特点。

操作

揉按颈肩、颈项、颈椎、斜方肌反射区。风寒外袭加按揉肺反射区；气滞血瘀加按揉肝反射区。也可用牙签束点刺或用香烟艾灸，另外，还可用橡皮膏将王不留行籽贴于颈肩反射区以维持穴位刺激（图3-183~图3-190）。

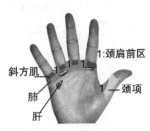

图 3-183　落枕常用手反射区（1）

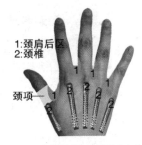

图 3-184　落枕常用手反射区（2）

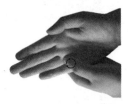

图 3-185　按揉颈肩反射区

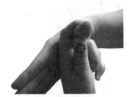

图 3-186　按揉颈项反射区

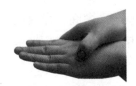

图 3-187　按揉颈椎反射区

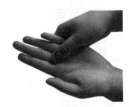

图 3-188　按揉斜方肌反射区

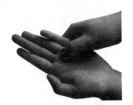

图 3-189　按揉肺反射区

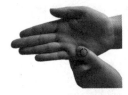

图 3-190　按揉肝反射区

加减

　　（1）风寒外袭：颈项部强痛，拘紧麻木，可兼有渐渐恶风、微发热、头痛等表证，舌淡，苔薄白，脉弦紧。

加按揉肺反射区30～50次。

（2）气滞血瘀：晨起颈项疼痛，活动不利，活动时患侧疼痛加剧，头部歪向病侧，局部有明显压痛点，又是可见筋结，舌紫暗，脉弦紧。

加按揉肝反射区30～50次。

乳痈（急性乳腺炎）

急性乳腺炎中医学称为"乳痈"，是由细菌感染所致的急性乳房炎症，主要表现为：乳房胀痛，局部皮肤温度高，压迫有疼痛感，区域有肿块等。多因乳头破损，邪毒外袭，或乳汁淤积，乳络阻滞，郁久化热而成。急性乳腺炎是以乳房部结块肿胀疼痛、溃后出脓稠厚为特征的乳房疾病。发于妊娠期者称内吹乳痈，发于哺乳期者称为外吹乳痈，非上述两期所发者称蔗风呵乳。常见于哺乳期妇女，尤以初产妇为多见，好发于产后3～4周。男子和婴儿亦可发生，但较少见。初期治疗及时、适当，一般多能消散痊愈；重者有传囊之变。若处理不当，可形成瘘管。

操作

按揉乳房区、胸腔呼吸器官区、肝、上身淋巴结反射区。可反复操作。正虚毒恋型可配脾胃大肠反射区（图3-191～图3-197）。

正虚毒恋：溃脓后乳房胀痛虽轻，但疮口脓水不断，脓汁清稀，愈合缓慢或形成乳漏，伴全身乏力、面色少华，或低热不退、饮食减少，舌淡，脉弱无力。

加按揉胃脾大肠区30~50次。

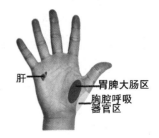

图3-191　乳痈常用手反射区（1）

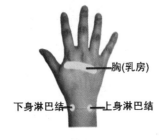

图3-192　乳痈常用手反射区（2）

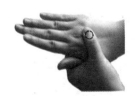

图3-193　按揉乳房反射区

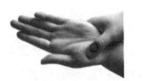

图3-194　按揉胸腔呼吸器官反射区

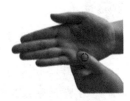

图3-195　按揉肝反射区

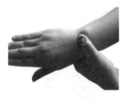
图 3-196　按揉上身淋巴结反射区

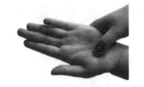
图 3-197　按揉胃脾大肠反射区

瘾疹（荨麻疹）

　　荨麻疹相当于中医学的"瘾疹"，是以身体瘙痒、继之出现红斑隆起，形如豆瓣，堆累成片，发无定处，忽隐忽现，退后不留痕迹为特征的皮肤病。又称为风疹，俗称风疙瘩。本病总因禀赋不耐，人体对某些物质过敏所致。可因外界冷热刺激，或为食物、药物、生物制品、病灶感染、肠寄生虫或精神刺激等因素而诱发。

操作

　　摩擦热双手掌，按揉肾上腺、上、下身淋巴结反射区。风热犯表、风寒束表加肺反射区；肠胃实热加脾、胃、肠反射区；血虚风燥加肝、肾反射区（图3-198～图3-209）。

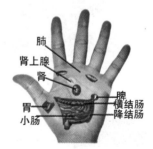
图 3-198　瘾疹常用手反射区（1）

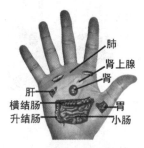

肺
肾上腺
肾
肝
横结肠
升结肠
胃
小肠

图 3-199 瘾疹常用手反射区（2）

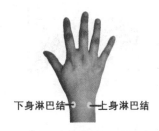

下身淋巴结
上身淋巴结

图 3-200 瘾疹常用手反射区（3）

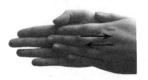

图 3-201 用力摩擦手掌，
搓揉手掌心

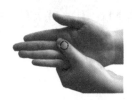

图 3-202 按揉肾上腺反射区

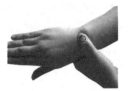

图 3-203 按揉上、
下身淋巴结反射区

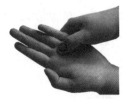

图 3-204 按揉肺反射区

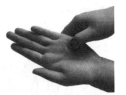

图 3-205 按揉脾反射区

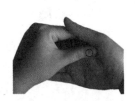

图 3-206 按揉胃反射区

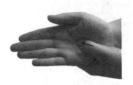

图 3-207 按揉肠反射区

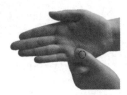

图 3-208 按揉肝反射区

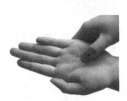

图 3-209 按揉肾反射区

（1）风热犯表：风团色鲜红，灼热剧痒，遇热加重，伴发热恶寒、咽喉肿痛，苔薄黄，脉浮数。

加按揉肺反射区30～50次。

（2）风寒束表：皮疹色白、遇风寒加重，得暖则减，恶寒，口不渴，舌淡，苔薄白，脉浮紧。

操作同"风热犯表"证。

（3）肠胃实热：皮疹色红，成块成片，伴脘腹疼痛、恶心呕吐、便秘或泄泻，苔黄腻，脉滑数。

加按揉脾、胃、肠反射区各30～50次。

（4）血虚风燥：皮疹反复发作，迁延日久，午后或夜间加剧，伴心烦少寐、口干、手足心热，舌红，少苔，脉细数无力。

加按揉肝、肾反射区各30～50次。

痛经

　　痛经是指经期前后或行经期间出现下腹部痉挛性疼痛并有全身不适，严重者影响日常生活和工作。本病在中医学中属于"经行腹痛"范畴。病因病机主要在于邪气内伏或经血素亏，更值经期前后冲任二脉气血的生理变化急骤，导致胞宫的气血运行不畅，"不通则痛"；或胞宫失于濡养，"不荣则痛"。

用力摩擦手掌和掌中心线，搓揉手掌心至温热；按揉子宫、生殖腺、垂体、肾、肾上腺、腰椎反射区。气滞血瘀加肝反射区；寒湿凝滞加胃脾大肠反射区；气血两虚加心、脾反射区（图3-210～图3-223）。

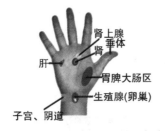

图3-210 痛经常用手反射区（1）

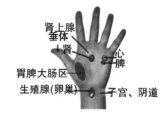

图3-211 痛经常用手反射区（2）

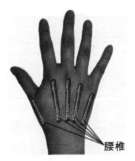

图3-212 痛经常用手反射区（3）

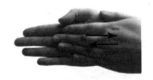

图3-213 用力摩擦手掌和掌中心线

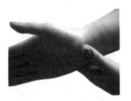

图3-214 按揉子宫反射区

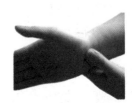

图3-215 按揉生殖腺反射区

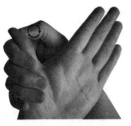

图 3-216　按揉垂体反射区

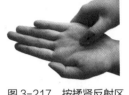

图 3-217　按揉肾反射区

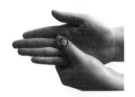

图 3-218　按揉肾上腺反射区

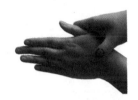

图 3-219　按揉腰椎反射区

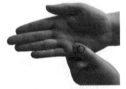

图 3-220　按揉肝反射区

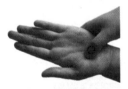

图 3-221　按揉胃脾大肠反射区

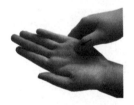

图 3-222　按揉心反射区

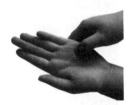

图 3-223　按揉脾反射区

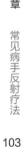

加减

（1）气滞血瘀：经前或经期小腹胀痛，行经量少，血色紫暗有血块，块下痛减，胸胁乳房作胀，舌质紫暗，脉涩。

加按揉肝反射区30～50次。

（2）寒湿凝滞：经前或经行小腹冷痛，得温痛减，月经延后，量少不畅，苔白腻，脉沉迟。

加按揉胃脾大肠反射区30～50次。

（3）气血两虚：经期或经后小腹疼痛，隐痛喜按，月经量少色淡，面色苍白无华，神疲倦怠，心悸失眠，苔薄白脉细弱。

加按揉心、脾反射区各30～50次。

闭经

闭经指从未有过月经或月经周期已建立后又停止的现象。年过16岁，第二性征已经发育，尚未来经者，或者年龄超过14岁第二性征没有发育者称原发性闭经，月经已来潮又停止6个月或3个周期者称继发性闭经。本病在中医学中属"经闭""月水不通""女子不月"证的范畴。病因病机为先天禀赋不足，后天脾胃失养，肝气郁结，外感寒邪而致血虚、气滞、血淤、寒凝使冲任失调、经闭。

操作

按揉子宫、生殖腺、垂体、肾上腺、腰椎反射区。肾阴阳不足加肾反射区；气血两亏加心、脾反射区；气滞血瘀加肝反射区；寒凝胞宫加用力摩擦手掌和掌中心线至温热；痰湿阻滞加脾、胃反射区（图3-224～图3-238）。

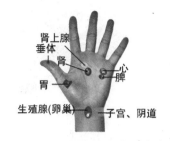

图 3-224 闭经常用手反射区（1）

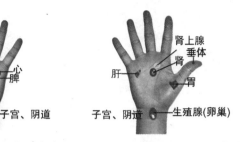

图 3-225 闭经常用手反射区（2）

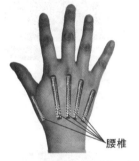

图 3-226 闭经常用手反射区（3）

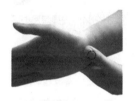

图 3-227 按揉子宫反射区

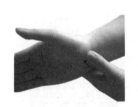

图 3-228 按揉生殖腺反射区

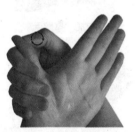

图 3-229 按揉垂体反射区

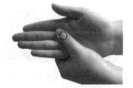

图 3-230 按揉肾上腺反射区

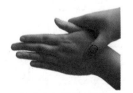

图 3-231 按揉腰椎反射区

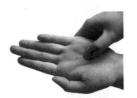

图 3-232　按揉肾反射区

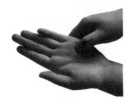

图 3-233　按揉心反射区

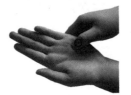

图 3-234　按揉脾反射区

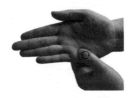

图 3-235　按揉肝反射区

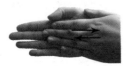

图 3-236　摩擦手掌

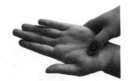

图 3-237　推掌中心线

加减

（1）肾阴不足：月经初潮较晚，量少色淡红，渐至经闭，形体消瘦，舌红少苔，脉细数。

加按揉肾反射区30～50次。

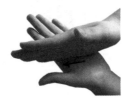

图 3-238　按揉胃反射区

（2）肾阳不足：月经闭止，腰膝冷痛、畏寒肢冷、夜尿频多，舌淡苔白，脉沉细。

操作同"肾阴不足"型。

（3）气血两亏：月经后期，量少色淡，渐至闭经，面色无华，心悸怔忪，神疲气短，唇甲色淡，舌淡红，苔白薄少，脉细弱。

加按揉心、脾反射区各30～50次。

（4）气滞血瘀：月经闭止，胸胁胀痛，小腹胀痛拒按，舌质暗红有瘀点，脉细涩。

加按揉肝反射区30～50次。

（5）寒凝胞宫：月经闭止，腰膝冷痛，畏寒喜暖，带下稀白，舌苔白，脉沉迟。

加用力摩擦手掌和掌中心线至温热，反复多次。

（6）痰湿阻滞：经行延后，渐至闭止，带下量多色白，口腻痰多，苔白腻，脉滑。

加按揉脾、胃反射区各30～50次。

耳鸣

耳鸣是指患者在耳部或头部的一种声音感觉，但周围环境中并无相应的声源存在，是多种耳部病变和全身疾病的症候群之一，以耳鸣为主症者应作为疾病对待。发病机制颇为复杂，有内耳缺氧学说，也与情绪、记忆及自主神经反应有关。一般分为生理性耳鸣和病理性耳鸣，前者如因体位关系而突然听到自身的脉搏性耳鸣，改变体位后消失，后者则因病变如炎性刺激、机械性刺激、电化学反应引起的神经过敏等因素所引起。耳鸣又可分为主观性和客观性两类。主观性耳鸣：耳鸣为一侧或两侧，持续性或间断性，音调有高音性（多为神经性耳鸣）或低音性（多为传导性耳鸣）。客观性耳鸣：耳鸣患者自己感觉到，旁人也能听到，如血管病变引起的耳鸣，耳鸣声伴血管搏动音，腭肌痉挛所致耳鸣伴不规则咔嗒声。

　　本病在中医学中属于"耳鸣"范畴。病因病机为暴怒伤肝，肝火上扰清窍；或饮食失节，痰湿内生化火；或房劳伤肾，肝肾阴虚，虚火上炎。

操作

点按耳、内耳迷路、大脑、肾、肾上腺、肝反射区（图3-239～图3-246）。

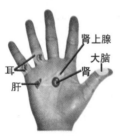

图 3-239　耳鸣常用手反射区（1）

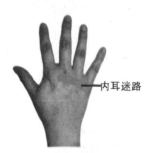

图 3-240　耳鸣常用手反射区（2）

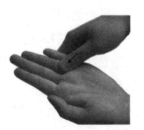

图 3-241　按揉耳反射区

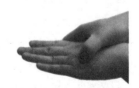

图 3-242　按揉内耳迷路反射区

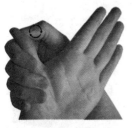

图 3-243　按揉大脑反射区

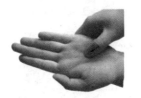

图 3-244　按揉肾反射区

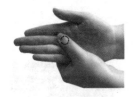

图 3-245　按揉肾上腺反射区

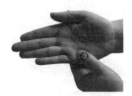

图 3-246　按揉肝反射区

牙痛

　　牙痛是口腔科牙齿疾病最常见的症状之一。牙痛是有多种原因造成的，龋齿是疼痛的最常见原因，还有一些其他非龋性疾病也可导致牙痛。本病在中医学中的病因病机为风火毒邪，滞留脉络，胃火素盛又食辛辣厚味，或风热邪毒外犯引动胃火，循经上损龈肉脉络，或肾阴不足，虚火上炎灼伤牙龈，齿失肾精荣养而引发牙痛。

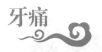

操作

　　按揉舌反射区，牙痛重则使用掐法。风热加额窦反射区；胃火加肝、胃反射区；肾虚加肾反射区（图3-247～图3-252）。

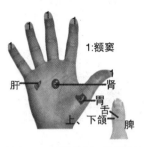

1:额窦

肝　　　　　　　肾

　　　　　　　　胃
　　　　　　　舌
　　上、下颌　　脾

图 3-247　牙痛常用手反射区

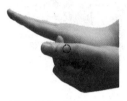

图 3-248　按揉舌反射区

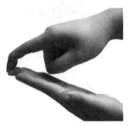

图 3-249　按揉额窦反射区

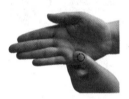

图 3-250　按揉肝反射区

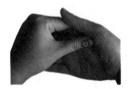

图 3-251　按揉胃反射区

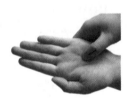

图 3-252　按揉肾反射区

加减

　　（1）风热证：牙痛如风掣，遇风即发，得冷痛减，受热痛增，牙龈红肿，可伴发热恶寒，头痛口渴，舌红苔白，脉浮数。

　　加按揉额窦反射区30～50次。

　　（2）胃火证：牙痛剧烈，牙龈肿痛甚连腮颊，伴牙龈溢脓渗血，口渴饮引，口臭便秘，舌苔黄腻，脉洪数。

捏
捏
手耳治百病

加按揉肝、胃反射区各30~50次。

（3）肾虚证：牙齿隐痛或微痛，时作时止，日久不愈，龈肉萎缩，牙齿浮动，伴腰酸痛，头晕眼花，舌红嫩，无浊苔，脉细数。

加按揉肾反射区30~50次。

近视

近视眼也称短视眼，因为这种眼只能看近不能看远。这种眼在休息时，从无限远处来的平行光经过眼的屈光系折光之后，在视网膜之前集合成焦点，在视网膜上则结成不清楚的像，远视力明显降低，但近视力尚正常。需要区别的是，近视和近视眼不一样，近视是视力概念，目光短浅而已。远视力低常，近视力正常。近视眼是屈光概念，指一类近视性屈光不正。以眼的屈光学诊断为准。近视眼必定近视，但近视并非一定是近视眼。

本病在中医学中属于"视近怯远证"，其病因病机或为肝肾精血不足，目失濡养，或劳伤心脾，气血亏虚，目失荣养，发为本病。

操作

按揉眼、大脑、额窦反射区。肝肾亏虚加肝、肾反射区；心脾两虚加心、脾反射区。操作时令患者闭目，眼球上下左右转动（图3-253~图3-262）。

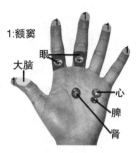

图 3-253　近视眼
常用手反射区（1）

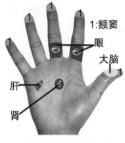

图 3-254　近视眼
常用手反射区（2）

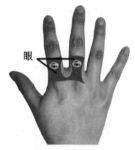

图 3-255　近视眼
常用手反射区（3）

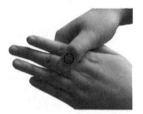

图 3-256　按揉眼反射区

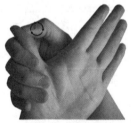

图 3-257　按揉大脑
反射区

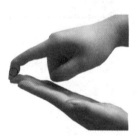

图 3-258　按揉额窦
反射区

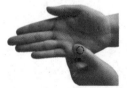

图 3-259　按揉肝反射区

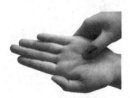

图 3-260　按揉肾反射区

捏
捏
手耳治百病

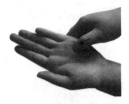
图 3-261　按揉心反射区

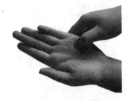
图 3-262　按揉脾反射区

加减

（1）肝肾亏虚：视近尚清，视远模糊，不耐久视，眼前黑花，头晕耳鸣，失眠多梦，腰膝酸软，舌红少苔，脉细数。

加按揉肝、肾反射区各30～50次。

（2）心脾两虚：视物能近怯远，面色少华，心悸气短，食少便溏，舌淡，脉细弱。

加按揉心、脾反射区各30～50次。

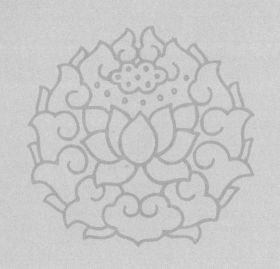

第四章

耳反射按摩疗法

耳反射按摩疗法 历史悠久。《素问·缪刺论篇》记述："尸厥，……不已，以竹管吹其两耳"。《灵枢·五邪》篇："邪在肝，……取耳间青脉以去其掣。"隋代杨上善在《黄帝内经太素》中记述："耳间青脉，附足少阳瘈脉，一曰资脉，在耳本，如鸡足青脉络，刺出血如豆，可以去痹也。"元代危亦林《世医得效方》中指出："治口喎斜即效，耳垂下麦粒大艾炷三壮，左灸右，右灸左。""赤眼，挑耳后红筋。"我国在借助耳部诊治疾病方面有悠久的历史和丰富的经验。早在二千多年前的《黄帝内经》中，就已记载了许多借耳诊治疗疾病的经验和理论。如耳与经络、脏腑的关系，望耳诊断疾病，耳背放血治疗抽搐等。散载于历代医学著作中和民间流传的经验也很丰富。仅举历代有文字记载的耳穴就有耳尖、耳中、珠顶、郁中、三扁桃效、耳涌、窗笼、壳背等。历代刺激耳穴治疗过的病证已有头痛、眼病、气喘、面瘫、胃痛等14种以上。1888年张振均就发表过耳背分属五脏的示意图。新中国成立前山西运城的"孙三爷"因其擅长针刺耳穴治病而出名。1956年山东省莱西县（现为莱西市）卫生院发表了"针刺耳轮三点治疗急性扁桃腺炎"的文章。

法国医生P. Nogier于1956年提出了42个耳穴点和形如胚胎倒影的耳穴分布图，并曾在1961年、1975年和1983年多次加以增补和修改，后来又提出了"三个位相学说"的设想。法国R. Jarhoot也在1971年提出过不同的耳穴。30多年来，其他国家也曾提出过"腰痛点""疲劳恢复点"等少数耳穴。

P. Nogier的耳穴图于1958年流传到我国，对我国针灸工作者有所启发。此后，我们在城乡普及了耳针疗法，已用耳针治疗过200多种病证，观察到耳针对急性痛症、腮腺炎、支气管哮喘、带状疱疹等几十种病证疗效较为显著。在刺激耳穴的方法上增加了耳压、埋针、电针、耳穴注射、磁疗、光针等，创造了耳针麻醉。在耳穴辅助诊断方面也积累了丰富的经验。各医学院校和研究部门还从经络、神经、体液等方面，运用解剖组织学、电生理学、生物化学、组织化学和核医学等方法，对耳穴与内脏的相关性进行了动物实验和人体观察，取得了可喜的成绩。我们在深入发掘古人经验的同时，在诊疗和针麻实践的基础上不断提出许多新耳穴，大大丰富了我们对耳穴的认识，逐步充实了我国的耳穴图。目前，耳穴图在世界上传布最广，影响最大，已在近百个国家中得到运用。但由于人们对耳穴作用的认识各异，耳穴的作用机制尚未定论，目前耳穴的定位和命名较为混乱。

为了便于研究和交流，我国受世界卫生组织西太区办事处的委托，根据我国对耳穴的研究和实际应用情况，并参阅了英、法、德、日文文献，选取了临床上常用的、疗效好的、不能为其他穴所代替的耳穴，并兼顾不同语种的人都易于掌握的原则，制定了耳穴国际标准化方案。

新中国成立后，特别是近30年来，耳穴得到了迅速发展，治疗的病种在100种以上，遍及内、外、妇、儿、皮肤、眼、耳鼻喉等各科。临床已经证明，耳穴不仅可以治疗功能性疾病，对许多器质性疾病以及疑难杂症也有较好疗效。由于耳穴止痛效果好，自1968年以后全国广泛开展了耳针麻醉，针麻穴位也由多及少逐渐简化，但耳针麻醉尚存"三关"（镇痛不全，内脏牵拉反应，腹肌松弛不理想），须进一步解决。

1．适应证广、疗效好

耳穴具有调节神经平衡、镇静止痛、脱敏止痒、疏通经络、调和气血、强壮健肾等功能，所以被广泛应用于临床。其主治的病证遍及内、外、妇、儿、神经、五官、内分泌等各科。据文献统计约有200余种病证可用耳穴来治疗。耳穴的疗效一般为83％～99％，对于一些急性扭伤、落枕、头痛等病证常有立竿见影之效，即使对于一些慢性病也能收到不周程度的即时疗效。

2．简便易行、花费低廉

由于耳穴绝大多数是人体解剖学名称，并且耳穴的分布排列又有一定规律，故耳针易学易记，经短期训练对一般常用的耳穴、治疗方法、操作技术就能初步掌握。一些简易的毫针法、放血法、压丸法等均无需特殊设备，费用甚为低廉，更适于人们进行自我保健。

3．副作用少

耳部反射区按摩是一种较为安全的治疗方法，它无刺伤内脏之虞，由于耳廓菲薄所以也无滞针、折针等现象。如若注意消毒并详细询问既往针刺治疗史的话，耳廓感染和晕针等副作用就可以预防或减少发生。

二、适应证

1．各种疼痛性疾病

（1）外伤性疼痛：如扭伤、挫伤、刺伤、切割伤、骨折、脱臼、落枕、烫伤等疼痛。

（2）手术后疼痛：如五官、脑外、胸、腹、四肢各种术后所产生的伤口痛、瘢痕痛、幻肢痛、麻醉后的腰痛、头痛等，常可用其来减少或代替盐酸哌替啶、吗啡诸类止痛麻醉剂。

（3）神经性疼痛：如头痛、偏头痛、三叉神经痛、肋间神经痛、带状疱疹、坐骨神经痛。

（4）各类晚期肿瘤所致的疼痛。

2. 各种炎症性疾病

如急性结膜炎、疱疹性角膜炎、电光性眼炎、牙周炎、化脓性牙髓炎、中耳炎、咽喉炎、扁桃腺炎、腮腺炎、大叶性肺炎、气管炎、胸膜炎、胃炎、肠炎、阑尾炎、胆囊炎、盆腔炎、睾丸炎、附睾炎、各种脓肿、丹毒、风湿性关节炎等，耳穴有消炎止痛之功效。

3. 功能紊乱性疾病

如梅尼埃病、心律失常、高血压、多汗症、肠功能紊乱、月经不调、遗尿、神经衰弱、肿瘤、性功能低下、眼肌痉挛、面肌痉挛等。实验证明耳穴具有调节神经兴奋的功能，建立新的平衡，促使病证的缓和或痊愈。

4. 过敏性与变态反应性疾病

如过敏性鼻炎、哮喘、过敏性紫癜、过敏性休克、过敏性结肠炎、结节性红斑、风湿热、血清病、荨麻疹等，耳穴可以提高内源性肾上腺皮质激素含量，故具有消炎脱敏、改善免疫功能等作用。

5. 内分泌代谢性疾病

单纯性甲状腺肿、亚急性甲状腺炎、甲状腺功能亢进、糖尿病、肥胖症、围绝经期综合征，耳穴可以起到调节改善症状、减少药量等辅助治疗之用。

6. 传染性疾病

流行性感冒、百日咳、猩红热、疟疾、肺结核、细菌性痢疾、传染性肝炎、乙型脑炎、流行性脑膜炎、青年扁平疣等，耳穴有镇静退热、解痉镇咳等作用，恢复和提高了机体免疫防御功能，从而加速疾病的治愈。

7. 各种慢性疾患

对于腰腿痛、肩周炎、腹胀、消化不良、肢体麻木等疾病，有时耳穴却有某些药物所不及的疗效。

8. 其他

耳穴除上述适应证外，尚有催乳、催产功能，亦可治疗食物中毒、输液反应，还可预防输血反应和某些传染病，如腮腺炎、流行性结合膜炎等，同时还可戒毒、戒烟，且具有保健等功用。

耳穴的适应证很广泛，其中对于有些疾病可作辅助疗法，而有些疾病可单独用耳穴疗法。

三、禁忌证

（1）严重的心脏病患者不宜使用，更不宜采用强刺激。

（2）患有严重器质性疾病及伴有高度贫血者不宜针刺。

（3）外耳患有显著的炎症，如湿疹、溃疡、冻疮破溃等情况暂不宜针刺。

（4）妇女怀孕期间，迫切需耳针治疗者应慎用，有习惯性流产史的孕妇则应忌用。

（5）妇女月经期内，文献记载不宜行针，但在多年的实践中观察，大多数均无不利影响，个别有经期缩短或月经骤停，停针再下月来潮即自行恢复，后继续治疗，由于对耳针刺激有了适应性，月经不再受影响。功能性子宫出血、痛经患者行经期内治疗，同样有治疗作用。

耳反射按摩手法

耳部反射区按摩疗法的基本手法有按法、点法、揉法、掐法等，下面我们对这些手法做简要介绍。

1. 按法

【概念】用拇指或食指指尖或指腹（肚）垂直平压穴位或反应区、反应点，称按法（图4-1）。

操作

操作时着力部位要紧贴手部表面，移动范围不可过大，用力由轻渐重，稳而持续，按压频率、力度要均匀。

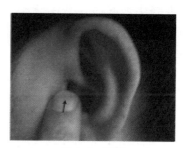

图4-1　按法

【概念】用拇指指端，或中指顶端，或小指外侧尖端，着力于耳部反射区，用力按压深层组织的手法，称点法（图4-2）。

操作

点法较按法接触面积小，要求力度强，刺激量大。操作时要求点压准确有力，不可滑动，力量调节幅度大。

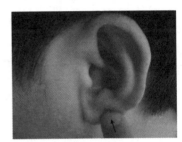

图4-2 点法

【概念】以手指指腹（肚）按于耳部穴区，腕部放松，以肘部为支点，前臂做主动摆动，带动腕部和掌指做轻柔和缓的旋转揉动，将力通过手指到达相应部位，这种方法称为揉法。揉法常使用拇指或中指进行（图4-3）。

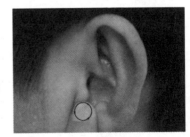

图4-3 揉法

捏
捏
手耳治百病

操作

压力宜轻柔，动作协调有节律，持续时间宜长。

4. 掐法

【概念】用手指顶端甲缘重刺激穴区，一般多用拇指顶端及桡侧甲缘施力，也有以拇指与其余各指顶端甲缘相对夹持穴区施力，以上均称为掐法（图4-4）。

操作

操作时要逐渐用力，至深透引起强反应时为止。掐至深度持续半分钟，松后再按揉半分钟局部，然后再行1次操作。注意操作时切忌滑动，以防掐破损伤皮肤。

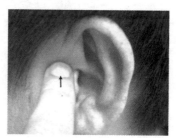

图4-4　掐法

常用耳反射区

常用耳反射区见图4-5～图4-7，表4-1。

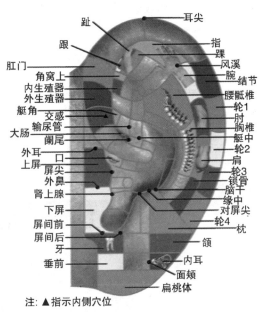

注：▲指示内侧穴位

图4-5　耳反射区（正面1）

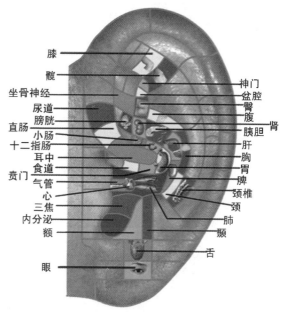

膝
髋
坐骨神经
尿道
膀胱
直肠
小肠
十二指肠
耳中
食道
贲门
气管
心
三焦
内分泌
额
眼

神门
盆腔
臀
腹
肾
胰胆
肝
胸
胃
脾
颈椎
颈
肺
颞
舌

图4-6 耳反射区（正面2）

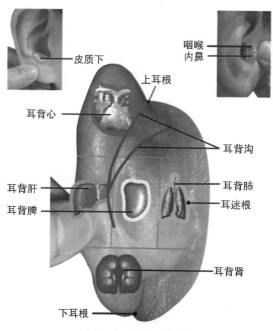

皮质下

咽喉
内鼻

上耳根
耳背心
耳背沟

耳背肝
耳背脾

耳背肺
耳迷根

耳背肾

下耳根

图4-7 耳反射区（背面）

表4-1　常用耳反射区定位与主治

解剖名称	耳穴名称	曾用名称及合并穴名	定位	主治病证参考
耳轮脚1穴	耳中	零点、膈、神经官能症点	耳轮脚	呃逆、荨麻疹、皮肤瘙痒症、小儿遗尿症、咯血
耳轮10穴	直肠	直肠下段	近屏上切迹的耳轮处，与大肠同水平	便秘、腹泻、脱肛、痔疮
	尿道		直肠上方，与膀胱同水平的耳轮处	尿频、尿急、尿痛、尿潴留
	外生殖器		尿道上方，与交感同水平的耳轮处	睾丸炎、附睾炎、外阴瘙痒症
	肛门	痔核点	与对耳轮上脚前缘相对的耳轮处	痔疮、肛裂
	耳尖	扁桃体1	耳轮端，与对耳轮上脚后缘相对的耳轮处	发热、高血压、急性结膜炎、睑腺炎
	结节	肝阳1、2，枕小神经，达尔文结节，髋关节痛	耳轮结节处	头晕、头痛、高血压
	轮1轮2轮3轮4		在耳轮上，自耳轮结节下缘至轮垂切迹之间的耳轮分为4等份，由上而下依次为轮1、轮2、轮3、轮4	扁桃体炎、上呼吸道感染、发热
耳舟6穴	指	阑尾1	将耳舟分成6等份，自上而下，第1等份为指，第2等份为腕，第3等份为肝，第4、5等份为肩，第6份为锁骨	
	腕			
	肘	睡眠诱导点		
	肩	阑尾2		
	锁骨	肾炎点、阑尾3		
	风溪	过敏区、荨麻疹点、结节内	指、腕两穴之间	

解剖名称	耳穴名称	曾用名称及合并穴名	定位	主治病证参考
对耳轮14穴	对耳轮上脚5穴	趾		对耳轮上脚的后上方，近耳尖部	甲沟炎、趾部疼痛
		跟		对耳轮上脚的前上方，近三角窝上部	足跟痛
		踝		跟、膝两穴之间	踝关节扭伤
		膝		对耳轮上脚的中1/3处	膝关节肿痛
		髋		对耳轮上脚的下1/3处	髋关节疼痛、坐骨神经痛
	对耳轮下脚3穴	臀		对耳轮下脚的后1/3处	坐骨神经痛、臀筋膜炎
		坐骨神经		对耳轮下脚前2/3处	坐骨神经痛
		交感		对耳轮下脚的末端与耳轮交界处	胃肠痉挛、心绞痛、胆绞痛、输尿管结石、自主神经功能紊乱
	对耳轮体6穴	颈椎	甲状腺	在对耳轮体部，轮屏切迹至对耳轮上、下脚分叉处分为5等份，下1/5为颈椎、中2/5为胸椎、下2/5为腰骶椎	落枕、颈椎综合征
		胸椎	乳腺		胸胁疼痛、经前乳房胀痛、乳腺炎、产后泌乳不足
		腰骶椎			腰骶部疼痛
		颈	颈椎前侧近耳腔缘		落枕、颈项肿痛
		胸	胸椎前侧近耳腔缘		胸胁疼痛、胸闷、乳腺炎
		腹	腰骶椎前侧近耳腔缘		腹痛、腹胀、腹泻、急性腰扭伤
三角窝5穴		神门		在三角窝内。对耳轮上、下脚分叉处稍上方	失眠、多梦、痛症、戒断综合征
		盆腔	腰痛点	在三角窝内。对耳轮上、下脚分叉处稍下方	盆腔炎

解剖名称	耳穴名称	曾用名称及合并穴名	定位	主治病证参考
三角窝5穴	角窝中	喘点、肝炎点	三角窝中1/3处	哮喘
	内生殖器	子宫、精宫、天癸	三角窝前1/3凹陷处	痛经、月经不调、白带过多、功能性子宫出血、遗精、早泄
	角窝上	降压点	三角窝前上方	高血压
耳屏9穴	上屏		耳屏外侧面上1/2处	咽炎、单纯性肥胖症
	下屏		耳屏外侧面下1/2处	鼻炎、单纯性肥胖症
	外耳	耳	屏上切迹前方近耳轮部	外耳道炎、中耳炎、耳鸣
	外鼻	鼻眼净、饥点	耳屏外侧面正中稍前鼻前	庭炎、鼻炎
	屏尖	珠顶、渴点	耳屏上部隆起的尖端	发热、牙痛
	肾上腺		耳屏下部隆起的尖端	低血压、风湿性关节炎、腮腺炎、间日疟、链霉素中毒性眩晕
	咽喉		耳屏内侧面上1/2处	声音嘶哑、咽喉炎、扁桃体炎
	内鼻		耳屏内侧面下1/2处	鼻炎、副鼻窦炎、鼻衄
	屏间前		屏间切迹前方，耳屏最下部，即耳屏2区下缘处	眼病
耳屏8穴	对屏尖	平喘、腮腺	对耳屏的尖端	哮喘、腮腺炎、皮肤瘙痒症、睾丸炎、附睾炎
	缘中	脑点、脑干、遗尿点	对屏尖与轮屏切迹之间	遗尿、内耳眩晕症
	枕	晕点	对耳屏外侧的后上方	头痛、头晕、哮喘、癫痫、神经衰弱

解剖名称	耳穴名称	曾用名称及合并穴名	定位	主治病证参考
耳屏8穴	颞	太阳	对耳屏外侧面的中部	偏头痛
	额		对耳屏外侧的前下方	头痛、头晕、失眠、多梦
	皮质下	卵巢、睾丸、兴奋点	对耳屏内侧面	痛症、间日疟、神经衰弱、假性近视
	屏间后		屏间切迹后方，对耳屏下部，即对耳屏1区下缘处	眼病
	脑干		轮屏切迹处，即对耳屏3、4区之间	头痛、眩晕、假性近视
耳甲21穴		心	耳甲腔中央	心动过速、心律不齐、心绞痛、无脉症、神经衰弱、癔症、口舌生疮
	耳甲腔10穴	肺	肺点、结核点、肺气肿点	耳甲腔中央周围	咳喘、胸闷、声音嘶哑、痤疮、皮肤瘙痒症、荨麻疹、扁平疣、便秘、戒断综合征
		气管		在耳甲腔内，外耳道口与心穴之间	咳喘
		脾		耳甲腔的后上方	腹胀、腹泻、便秘、食欲不振、功能性子宫出血、白带过多、内耳眩晕症
		内分泌		耳甲腔底部屏间切迹内	痛经、月经不调、围绝经期综合征、痤疮、间日疟
		三焦		耳甲腔底部屏穴上方	便秘、腹胀、上肢外侧疼痛
		口		耳轮脚下方前1/3处	面瘫、口腔炎、胆囊炎、胆石症、戒断综合征
		食道		耳轮脚下方中1/3处	食道炎、食道痉挛

解剖名称		耳穴名称	曾用名称及合并穴名	定位	主治病证参考
耳甲21穴	耳甲腔10穴	贲门		耳轮脚下方后1/3处	贲门痉挛、神经性呕吐
		胃	幽门、下垂点	耳轮脚消失处	胃痉挛、胃炎、胃溃疡、失眠、牙痛、消化不良
	耳甲艇11穴	十二指肠		耳轮脚上方后部	十二指肠溃疡、胆囊炎、胆石症、幽门痉挛
		小肠		耳轮脚上方中部	消化不良、腹痛、心动过速、心律失常
		大肠		耳轮脚上方前部	腹泻、便秘、痢疾、咳嗽、痤疮
		阑尾		大、小肠两穴之间	单纯性阑尾炎、腹泻
		肝		耳甲艇的后下部	胁痛、眩晕、经前紧张征、月经不调、围绝经期综合征、高血压、假性近视、单纯性青光眼
		胰胆		肝、肾两穴之间	胆囊炎胆石症、胆道蛔虫症、偏头痛、带状疱疹、中耳炎、耳鸣、听力减退、急性胰腺炎
		肾		对耳轮上、下脚分叉处下方	腰痛、耳鸣、神经衰弱、肾盂肾炎、哮喘、遗尿、月经不调、遗精早泄
		膀胱		对耳轮下脚的前下方	膀胱炎、遗尿症、尿潴留、腰痛、坐骨神经痛、后头痛
		输尿管		肾区和膀胱区之间	输尿管结石绞痛
		艇角	前列腺	耳甲艇前上角	前列腺炎、尿道炎
		艇中	脐中、腹水、醉点、前腹膜、后腹膜	耳甲艇中央	腹痛、腹胀、胆道蛔虫症、腮腺炎

解剖名称	耳穴名称	曾用名称及合并穴名	定位	主治病证参考
耳垂8穴	牙	拔牙麻醉点、牙痛点、升压点	耳垂正面，从屏间切迹软骨下缘至耳垂下缘划三条等距水平线，再在第二条水平线上引两条垂直等分线，由前向后，由上向下把耳垂分为9个区。1区为牙、2区为舌、3区为颌、4区为垂前、5区为眼、6区为内耳、5、6区交界线周围为面颊、8区为扁桃体、7、9区为空白区	牙痛、牙周炎、低血压
	舌	上颚、下颚		舌炎、口腔炎
	颌	上颌、下颌		牙痛、颞下颌关节功能紊乱
	垂前	拔牙麻醉点、神经衰弱点		神经衰弱、牙痛
	眼			急性结膜炎、电光性眼炎、睑腺炎、假性近视
	内耳			内耳眩晕症、耳鸣、听力减退
	面颊			周围性面瘫、三叉神经痛、痤疮、扁平疣
	扁桃体	扁桃体4		扁桃体炎、咽炎
耳背9穴	上耳根	郁中、脊髓1	耳根最上缘	鼻衄
	耳迷根		耳背与乳突交界的根部，耳轮脚对应处	胆囊炎胆石症、胆道蛔虫症、鼻塞、心动过速、腹痛、腹泻
	下耳根		耳根最下缘	低血压
	耳背沟	降压沟	对耳轮上、下及脚对耳轮主干在耳背面呈"Y"字形凹沟部	高血压、皮肤瘙痒症
	耳背心		耳背上部	心悸、失眠、多梦
	耳背脾		耳轮脚消失处的耳背部	胃痛、消化不良、食欲不振
	耳背肝		在耳背脾的耳轮侧	胆囊炎胆石症、胁痛
	耳背肺		在耳背脾的耳根侧	咳喘、皮肤瘙痒症
	耳背肾		耳背下部	头痛、头晕、神经衰弱

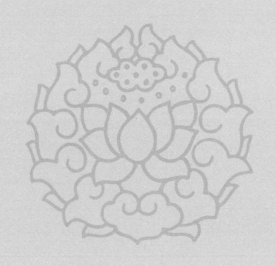

第五章

耳部诊病法

耳廓作为人体整体的一个组成部分，具有反应整体全息的功能和作用。目前，耳诊的研究比较活跃，在传统视、触的基础上，还应用了一些现代科学技术手段，如耳穴探测仪、耳穴染色法等。从目前的发展水平来看，在定位诊断上可为临床提供一定的参考依据，但在定性诊断等方面，仍在不断的探索之中。

耳穴视诊

指根据耳廓上耳穴的变色、变形（隆起、结节、凹陷、肿胀等）、丘疹、脱屑、血管充盈等阳性特征，通过目视进行诊断疾病的一种方法。视诊时，两眼平视，以拇指和食指牵拉耳廓对准光线，由内向外，由下向上，顺着解剖部位，发现可疑阳性反应点时，可用手指从耳背顶起，使阳性反应处先绷紧，再慢慢放松，也可反复多次，以鉴别阳性反应物大小、形状、色泽等变化。当一侧耳廓发现有阳性反应点时，必须与对侧耳廓进行对比观察，以鉴别阳性反应的真伪和性质。

阳性反应的内容如下。

（1）颜色，点、片状白色或红晕或红暗，或暗灰色，常见于消化系统疾病，妇科病；点片状充血红晕多见于急性炎症。

（2）形态，结节状或条索状突起、凹陷，常见于肝病、结核病、肿瘤、脊柱炎、胆结石、胃下垂、慢性器质疾病。

（3）丘疹，常见于皮肤病、妇科病、气管炎、胃肠病。

（4）脱屑，常见于皮肤病和内分泌方面的疾病。

（5）血管充盈，常见于风湿病、疼痛、运动障碍、肝炎、心脏病。

注意事项：要注意个体差异的不同。光线要充足，以自然光线为准。视诊前不要擦洗耳廓，以免皮肤充血、变色及出现假阳性反应点。

耳穴触诊

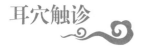

以下介绍耳穴诊断常用的触诊方法。

1. 划动法

利用探笔在耳廓各区进行划动以寻找阳性反应的一种方法。常见的阳性反应有：① 凹陷，可触及点、线、片状不同规则的凹陷，并注意观察凹陷后色泽改变和凹陷恢复的时间，以辨虚实。色淡、色红、凹陷恢复时间慢多为虚证，色深红、凹陷恢复时间快多为实证。② 水肿，划动时在耳廓相应部位上出现凹陷性水肿、水纹波动感。③ 隆起，多见点状、片状、条索状、条片状、圆形结节等。

2. 点压法

用一个直径约1.5毫米的金属或非金属探棒，如耳穴压痛棒或毫针柄、火柴头，在耳廓相应部位上逐一均匀按压耳穴，通过寻找压痛点来诊断疾病的一种方法。本法主要适用于急性炎症病变、痛证等，并为治疗确定刺激部位。

痛点与疾病：痛点的形成和消失与疾病的发生、发展和转归有一定的关系。在疾病发生之后，痛点即可形成，当病情发展或加重时，压痛点愈加敏感，随着病情的好转，痛点减轻以至消失。慢性病时，耳廓压痛点多不明显。

对压痛程度，常据患者的反应加以判断：皱眉（＋）；眨眼（＋＋）；躲闪（＋＋＋）；呼痛难忍、拒按压（＋＋＋＋）。

注意事项：检查时，要用力均匀，时间相等，不要用力过重。压痛点不明显时，可嘱患者比较并找出压痛最明显的反应点。

耳穴电测法（听诊法）

本法是根据与疾病相关的耳穴电阻较低（20～500千欧），而与疾病无关的耳穴电阻较高（500～100000千欧），根据这种电阻值的差异，设计耳穴探测仪诊断疾病的方法。

1. 探测仪的使用方法

① 将探笔插入耳穴探测器插孔内。② 使用者手持探极，患者手持握柄并握紧。③ 打开电源，调整电位器，一般以上耳根穴为基准，测定基础电阻。

2. 探测方法

（1）全耳探测法，为初诊时常用的方法。其顺序为：三角窝→耳甲窝→耳轮→耳轮脚周围→耳甲腔→对耳屏→屏间切迹→耳屏→耳垂→对耳轮→对耳轮上、下脚→耳舟。

（2）重点探测法，多用于鉴别诊断，复诊时常用。当探测到某个敏感点时，就要把和这个敏感点有关的、可构成诊断某疾病的其他穴仔细探测，以便产生初步诊断和鉴别诊断。如：探测血压时，为区分血压的高低，通常先探测降压点，后探测升压点，并比较两个点声响变化的高低。

3. 探测结果与疾病的关系

（1）正常穴位：无声响，无压痛，为阴性（－）。

（2）弱阳性穴位：仪器发出声响弱，音响出现时间不伴刺痛，为弱阳性（±）。

（3）阳性穴位：仪器发出的声响较弱较快，伴轻微刺痛，为阳性（＋）。

（4）强阳性穴位：仪器发生声响较强较快，伴刺痛，为强阳性（＋＋）。

一般来说，弱阳性反应提示机体相应部位上的病变反应，为初起或病愈，亦可为既往史。阳性反应提示机体相应部位上的病变正在发生发展或疾病正在演变、恢复之中。强阳性反应提示机体病变的主要部位，病情最重的部位。

注意事项：① 探测时，要求压力适中，速度不快不慢，各穴位停留时间一致。② 探测前不宜擦洗耳廓。③ 婴儿、儿童良导点相对较少，并很少兼有刺痛，故一般出现良导点均应在诊断上予以分析。④ 仪器灵敏度要调好，电位器应从小调到适中敏感度。⑤ 探极大小以1.5毫米较宜，探测时要随时调整探笔方向。⑥ 患者手握探极要握紧，以保持良好接触。⑦ 探测时，需行双耳探测，记录结果，进行综合分析。

近年来，耳穴染色法的研究也比较活跃，此法既可用于耳穴诊断，也可用于耳穴定位的研究，但由于需要特定的染色液，且临床上也尚未全面推广使用，故此处从略。

耳部信息综合分析法

本法是对通过视、触、听等各种手段获取的耳部信息进行综合分析，以提高耳穴诊断符合率的一种方法。具体可按以下程序进行。

1. 信息诊断记录整理

第一步，按系统归类。拿到一份完整的耳部信息记录表时，首先对敏感穴按系统和脏腑器官进行归类，在每个系统内找出最强点，做出初步的判断。

第二步，找出各系统之间的内在联系。在完成第一步后，要根据一个系统和另一系统之间的内在联系，以最强信号为中心，排除假阳性，做出初步的诊断结果。

第三步，结合临床症状和病史进行最后的确诊。一般的疾病通过前面两个步骤的整理，可做出初步诊断结果。但在临床中往往会遇到一些比较难以诊断的病证，就要结合临床症状和病史进行确诊。

2. 分析具体病证

（1）根据藏象理论进行分析：藏象学说是中医学研究人体各脏腑、组织器官的生理活动、病理变化及其相互关系的学说，所以，藏象学说是进行综合分析的重要理论根据。例如，骨折患者在肾穴有阳性反应，胃痛患者在肝穴上有阳性反应，就可依"肾主骨""肝气犯胃"等理论进行分析。

（2）根据胚胎倒象学说进行分析：许多耳穴都是根据胚胎倒象学说进行定位和命名的，在分析时往往可利用这一规律。例如阳性信号位于两穴之间，按投影关系定位，仍可以准确地诊断出疾病的所在。

（3）根据西医学理论分析：有一部分耳穴是根据西医学理论和方法进行研究和命名的，因此，分析时必须参考现代医学的理论。例如，十二指肠溃疡病在耳廓上的反应，主要以消化系统为主，强信号集中在十二指肠。除此之外，西医学认为，十二指肠溃疡与大脑皮层功能紊乱有关，所以皮质下常出现信号；且由于迷走神经兴奋性增高，引起胃泌素增加，胃酸分泌过多，则交感、神门可出现较强信号；由于疼痛的放射，在肩、背、胸等穴也会出现阳性信号，所以必须进行综合分析，灵活掌握。

（4）根据特定穴位进行分析：在耳穴中，有许多是具有特异性的穴位，往往一个穴位能代表一种病的性质，或代表一种特有的症状等。如低血压时，升压点呈阳性反应；过敏性疾病，过敏区呈阳性反应等。

（5）根据各种疾病的诊断参考穴分析：疾病的诊断参考穴是将大量的临床病例，经过统计学处理得出的，对进行综合分析具有重要参考意义。例如，肾、肾炎点、膀胱、输尿管、腰痛点等穴位，在肾炎时出现率很高，可作为诊断肾炎的重要参考穴。

（6）根据经络学说进行分析：利用经络与耳穴之间的关系进行分析，在排除假阳性及帮助正确判断方面有重要意义。例如：睾丸有病变，往往在肝区出现一个明显的信号，这种现象不能误认为是肝脏发生了病变。

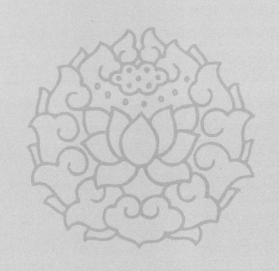

第六章

常见病耳反射疗法

急性胃肠炎

　　急性肠炎是夏秋季的常见病、多发病。多由细菌及病毒等微生物感染所致，其表现主要为腹痛、腹泻、恶心、呕吐、发热等，严重者可致脱水、电解质紊乱、休克等。以腹痛、腹泻为表现者常称为急性肠炎；临床上往往恶心、呕吐、腹痛、腹泻同时并见，故亦称急性胃肠炎。

操作

　　按摩胃、大肠、神门、交感、皮质下、三焦反射区（图6-1～图6-7）。

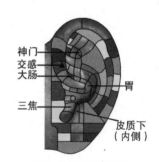

图6-1　急性胃肠炎常用耳反射区

神门
交感
大肠
三焦
胃
皮质下（内侧）

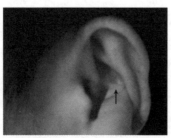

图6-2　食指按压胃反射区

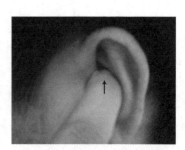

图6-3　食指按压大肠反射区

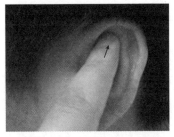
图6-4　食指按压神门反射区

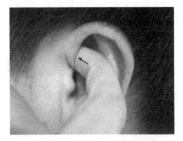
图6-5　食指按压交感反射区

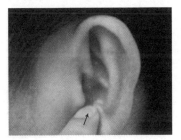
图6-6　拇指按压皮质下反射区

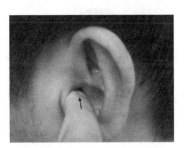
图6-7　食指按压三焦反射区

慢性胃炎

　　慢性胃炎是一种常见的多发病，其发病率居各种胃病之首，年龄越大，发病率越高，特别是50岁以上的更为多见，男性高于女性。慢性胃炎主要是胃黏膜上皮遇到各种致病因子，如药物、微生物、毒素和胆汁反流等的经常反复侵袭，发生慢性持续性炎症性病变，虽然病因不明，而病理过程基本相似，由轻到重，由浅表到萎缩，呈进行性发展，炎症性变化包括充血水肿、糜烂出血，病变范围主要在腺窝层，由于胃黏膜的再生改造，腺窝层的剥脱变性和坏死，最后导致固有的腺体萎缩，形成萎缩病变为主的慢性胃炎，同时，可伴有肠上皮化生和非典型增生的癌前组织学变化。

　　按摩胃、神门、三焦、皮质下反射区。脾胃虚弱加脾反射区；肝胃不和加肝、胆反射区（图6-8～图6-15）。

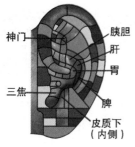

神门
三焦

胰胆
肝
胃
脾
皮质下
（内侧）

图6-8　慢性胃炎常用耳反射区

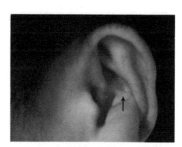

图6-9　食指按压胃反射区

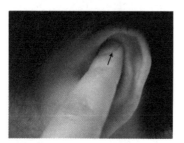

图6-10　食指按压神门

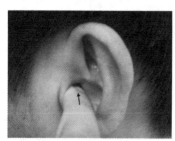

图6-11　食指按压三焦反射区

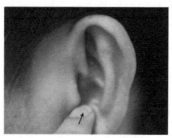

图6-12　拇指按压皮质下

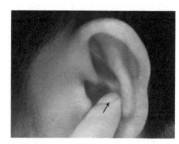

图6-13　食指按压脾反射区

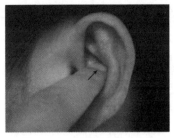

图6-14　食指按压肝反射区

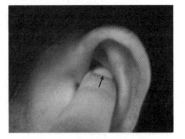

图6-15　食指按压胆反射区

加减

（1）脾胃虚弱：胃脘隐痛，食后腹胀，恶心纳少，舌淡苔白，脉细弱。

加食指按压脾反射区1~2分钟。

（2）肝胃不和：胃脘胀满，痛连两胁，嗳气，泛酸，每因烦恼郁怒而发作疼痛，苔多薄白，脉弦。

加食指按压肝、胆反射区各1~2分钟。

胃、十二指肠溃疡

　　胃与十二指肠溃疡又称消化性溃疡病。由于溃疡的形成和发展与酸性胃液、胃蛋白酶的消化作用有密切关系，所以称为消化性溃疡。因为溃疡主要（88%~99%）发生在胃与十二指肠，故又称胃与十二指肠溃疡。本病为常见病、多发病，总发病率约占人口的10%~12%。可发生于任何年龄，但青壮年为多，男性多于女性，两者之比约为3∶1，若防治不当可引起大出血、胃穿孔或幽门梗阻等严重并发症。

腹部疼痛是溃疡病最常见的症状之一，常见有节律性、周期性和长期性的特点。疼痛的性质常为隐痛、灼痛、胀痛、饥饿痛或剧痛，以阵发性中等度钝痛为主，亦有持续性隐痛者，能为碱性药物和食物暂时缓解。胃溃疡的疼痛部位在剑突下或偏左，十二指肠溃疡则偏右，后壁穿透性溃疡疼痛可放射至背部7～12胸椎区。每次疼痛发作的持续时间大多为1～2小时，亦可持续数日。疼痛的发作有季节性，一般秋末冬初最易发病。胃溃疡疼痛发生于餐后0.5～2小时，再经1～2小时的胃排空后缓解，其规律为进食—舒适—疼痛—舒适。十二指肠溃疡疼痛常于饭后2～4小时发作，持续至下次进食后才缓解，其规律为进食—舒适—疼痛，常在夜间痛醒。消化性溃疡的发作可伴有嗳气、泛酸、流涎、恶心、呕吐等症状，10％～25％的患者，尤其是老年人常无上腹部疼痛等典型症状，而是以上消化道出血或急性穿孔而就诊。溃疡病在缓解期体征可不明显，病情发作期可有上腹部压痛，多和溃疡存在部位相一致，如胃溃疡的压痛多在剑突下左方，幽门前区溃疡多在上腹正中或稍偏右，球部溃疡多固定于脐的右上方，亦可能由于内脏交感神经感觉纤维有脊髓内与体表局部感觉神经的交通支，因而使体表局部敏感性增强而形成压痛点，舌象在溃疡病亦有一定的特点，胃溃疡时舌苔多为白腻，偶有片状剥脱性改变；十二指肠溃疡时，舌质多平滑鲜红，舌苔却少。

操作

按摩胃、十二指肠、皮质下、神门反射区。肝胃不和型配肝、三焦；胃阴不足型配胰胆、内分泌（图6-16～图6-24）。

（1）肝胃不和：胃脘胀满，痛连两胁，嗳气，泛酸，每因烦恼郁怒而发作疼痛，苔多薄白，脉弦。

加食指按压肝、三焦反射区各1~2分钟。

（2）胃阴不足：胃脘疼痛绵绵不断，喜暖喜按，空腹时疼痛加剧，得热食痛缓，舌淡苔白，脉虚缓。

加食指按压胰胆、内分泌反射区各1~2分钟。

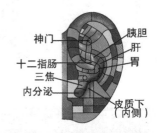

图6-16　胃、十二指肠溃疡常用耳反射区

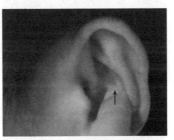

图6-17　食指按压胃反射区

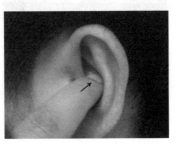

图6-18　食指按压十二指肠反射区

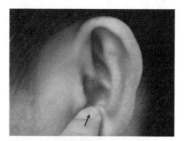

图6-19 拇指按压皮质下反射区

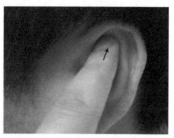

图6-20 食指按压神门反射区

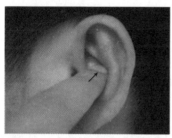

图6-21 食指按压肝反射区

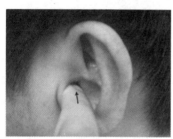

图6-22 食指按压三焦反射区

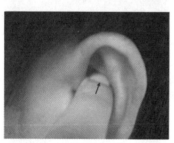

图6-23 食指按压胰胆反射区

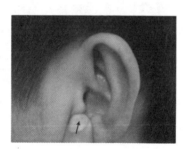

图6-24 食指按压内分泌反射区

便秘

便秘是临床常见的一种症状，虽然不是一种病，但严重影响生活质量。正常人每日大便一次。但每周大便3～4

次，排出成形大便，排便时毋需过分用力，便后有舒适感，也属正常排便。便秘是指大便排出困难，或排便时间间隔延长。

操作

按摩大肠、皮质下、内分泌反射区。虚证加脾、胃反射区；实型加按压肝、三焦反射区（图6-25～图6-32）。

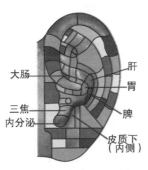

图6-25　便秘常用耳反射区

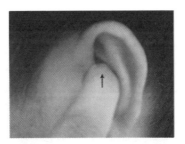

图6-26　食指按压大肠反射区

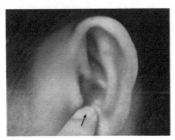

图6-27　拇指按压皮质下反射区

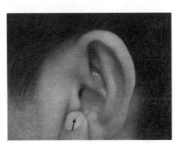

图6-28　拇指按压内分泌反射区

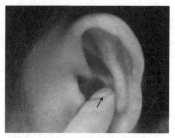

图6-29　食指按压脾反射区

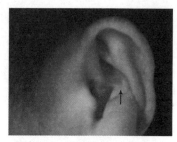

图6-30　食指按压胃反射区

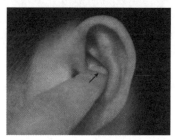

图6-31　食指按压肝反射区

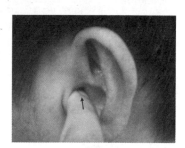

图6-32　食指按压三焦反射区

加减

（1）虚证：大便秘结，头晕目眩，神疲乏力，食欲不振，排便时努挣乏力，舌淡苔薄，脉细。

加食指按压脾、胃反射区各1～2分钟。

（2）实证：大便秘结，坚涩难下，腹胀而痛，伴头痛恶心，小便黄赤，苔黄脉实。

加食指按压肝、三焦反射区各1～2分钟。

慢性肝炎

慢性肝炎是指由病毒感染等原因引起，病程持续6个月以上的肝脏慢性炎症性病变。覆盖面广，治疗难度大、危害人民健康的一大疾病。慢性肝炎的病原学以感染乙、丙、丁型肝炎病毒为主，但导致急性肝炎演变成慢性肝炎的原因很多，例如失治、误治、过劳、饮酒等，但机体免疫功能失调是其主要原因。肝炎病毒进入人体，引起免疫应答，造成肝脏损害，出现临床症状及肝功能异常。垂直传播的乙型肝炎，特别是HBeAg阳性，几乎无急性肝炎，病理诊断全部为慢性肝炎或者肝硬化。

操作

按摩肝、胆、神门、三焦、皮质下、内分泌、肾上腺反射区。寒湿困脾加脾、胃、肾反射区（图3-33～图3-43）。

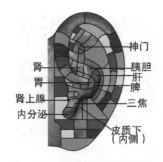

图6-33　慢性肝炎常用耳反射区

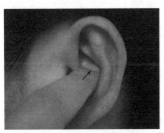

图6-34　食指按压肝反射区

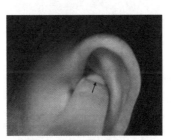

图6-35　食指按压胆反射区

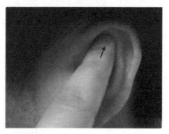

图 6-36　食指按压神门反射区

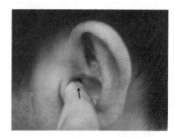

图 6-37　食指按压三焦反射区

加减

寒湿困脾：脘腹痞满，黄疸晦暗，四肢倦怠，食少便溏，舌淡苔白腻，脉沉迟无力。

加食指按压脾、胃、肾反射区。

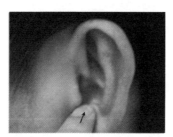

图 6-38　拇指按压皮质下反射区

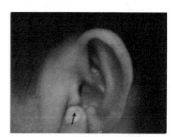

图 6-39　拇指按压内分泌反射区

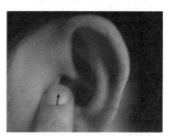

图 6-40　拇指按压肾上腺反射区

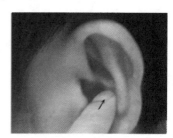

图 6-41　食指按压脾反射区

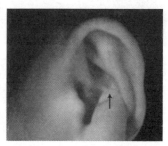

图6-42　食指按压胃反射区

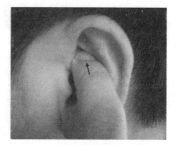

图6-43　食指按压肾反射区

急性胆囊炎

胆囊炎有急、慢性之分。急性胆囊炎是由细菌感染、浓缩的胆汁或流入胆囊的胰液的化学刺激所引起的胆囊炎症性疾病。其临床特征为右上腹持续性疼痛和压痛，可向右肩部放射，伴有发热、恶心、呕吐、轻度黄疸、白细胞增多及核左移等。本病女性比男性多2～3倍，尤其多见于中年、肥胖者，90％以上的患者伴有胆石症。

操作

按摩肝、胆、十二指肠、交感、神门、皮质下反射区（图6-44～图6-50）。

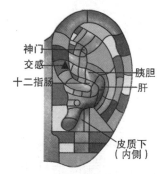

图6-44　急性胆囊炎常用耳反射区

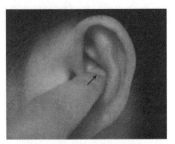

图6-45　食指按压肝反射区

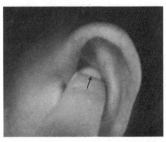

图6-46　食指按压胆反射区

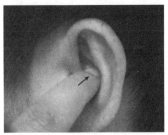

图6-47　食指按压十二指肠反射区

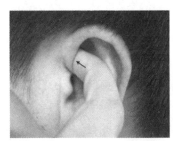

图6-48　食指按压交感反射区

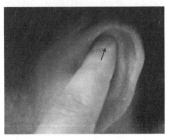

图6-49　食指按压神门反射区

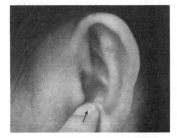

图6-50　拇指按压皮质下反射区

感冒

　　感冒又称伤风，是由病毒或细菌引起的急性上呼吸道炎症。一年四季均可发病，但以春冬季及气候骤变时多发。主要临床表现为恶寒（恶风）、发热（体温一般不超过

39℃）、鼻塞、流涕、喷嚏、声重、头痛、咽痛、咳嗽、全身酸痛、乏力、食欲减退等。如在一个时期内广泛流行，症状多类似，称为时行感冒。

操作

按摩肺、气管、咽喉、内鼻、大肠、额、枕。暑湿证可加脾、胃反射区（图6-51～图6-59）。

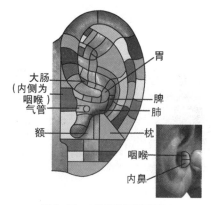

图6-51　感冒常用耳反射区

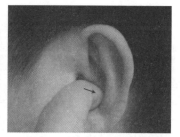

图6-52　食指按压肺反射区

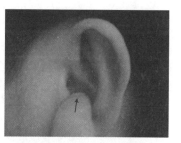

图6-53　食指按压气管反射区

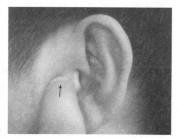

图6-54　食指按压咽喉、内鼻反射区

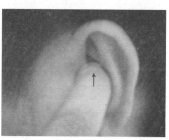

图6-55　食指按压大肠反射区

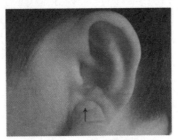

图 6-56 拇指按压额反射区

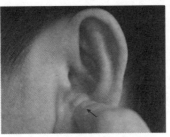

图 6-57 拇指按压枕反射区

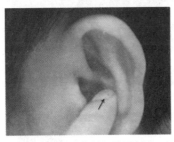

图 6-58 食指按压脾反射区

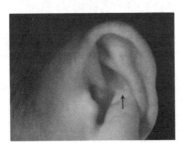

图 6-59 食指按压胃反射区

加减

暑湿证：身热，微恶风，汗少，鼻流浊涕，或口中黏腻，头重，胸闷，泛恶，苔腻，脉濡数。

加食指按压脾、胃反射区各1～2分钟。

支气管炎

支气管炎有急、慢性之分。急性气管支气管炎是指病毒和细菌感染，物理和化学因子刺激或过敏反应等对气管、支气管黏膜所造成的急性炎症。急性支气管炎是气管和支气管黏膜的急性炎症，起病较急，常先有急性上呼吸道感染症状，如鼻塞、喷嚏、咽痛、畏寒发热、头痛、全身酸痛等，后则出现本病的典型症状咳嗽、咯痰，也可引起哮喘和气急。慢性支气管炎是由于感染或非感染因素引起的气管、支气管黏膜及其周围组织的慢性非特异性炎性变化，黏液分泌增多。多发于中老年人，病程进展缓慢隐潜，临床上以长期咳嗽、咯痰或伴有喘息为主要特征，一般白天较轻，晨起及晚睡时因体位变化常有阵咳和排痰，并发急性感染后则症状加重。慢性支气管炎早期症状较轻，多在冬季发作，春暖后缓解，且病程缓慢，故不为人们注意。晚期病变进展，并发阻塞性肺病时，肺功能遭受损害，影响健康及劳动力极大。

操作

按摩肺、气管、咽喉、角窝上、对屏尖、神门、皮质下。痰湿蕴肺可配脾反射区；肝火犯肺可配肝反射区（图6-60～图6-69）。

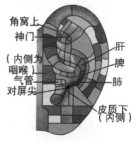

图6-60　支气管炎常用耳反射区

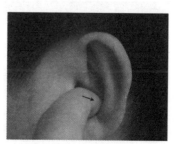

图6-61　食指按压肺反射区

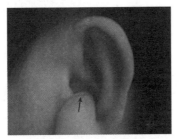

图 6-62　食指按压气管反射区

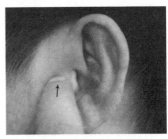

图 6-63　食指按压咽喉反射区

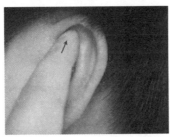

图 6-64　食指按压角窝上反射区

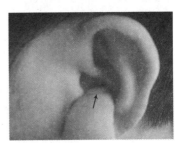

图 6-65　食指按压对屏尖反射区

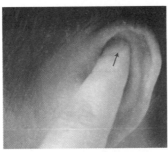

图 6-66　食指按压神门反射区

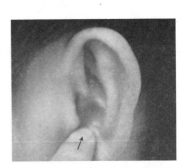

图 6-67　拇指按压皮质下反射区

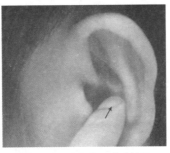

图 6-68　食指按压脾反射区

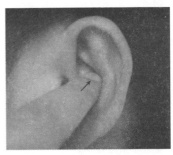

图 6-69　食指按压肝反射区

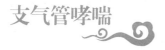

加减

（1）痰湿蕴肺：咳嗽反复发作，咳声重浊，痰多，因痰而咳，痰出咳止，痰黏腻或稠厚成块，色白或带灰色，早晨或食后则咳甚痰多，进甘甜油腻食物加重，胸闷，脘痞呕恶，食少，体倦，大便时溏，舌苔白腻，脉象濡滑。

加食指按压脾反射区1～2分钟。

（2）肝火犯肺：上气咳逆阵作，咳时面赤，咽干，常感痰滞咽喉，咯之难出，量少质黏，或痰如絮条，胸胁胀气，咳时引痛，口干苦，症状可随情绪波动而变化，舌苔薄黄少津，脉象弦数。

加食指按压肝反射区1～2分钟。

支气管哮喘

支气管哮喘简称哮喘，为常见的发作性、肺部过敏性疾病。发作一般有季节性。大多在支气管反应性增高的基础上由过敏原或其他因素引起不同程度的弥漫性支气管痉挛，黏膜水肿，黏液分泌增多及黏膜纤毛功能障碍等变化。临床特点为发作性胸闷、咳嗽或典型的以呼气为主的伴有哮鸣音呼吸困难，可经平喘药物或自行缓解。

按摩肺、气管、咽喉、角窝上、对屏尖、神门、枕、内分泌反射区。热哮加大肠反射区；冷哮、虚哮加脾、肾反射区（图6-70～图6-81）。

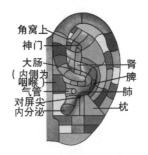

角窝上
神门
大肠
（内侧为
咽喉）
气管
对屏尖
内分泌
肾
脾
肺
枕

图6-70 支气管哮喘常用耳反射区

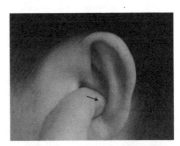

图6-71 食指按压肺反射区

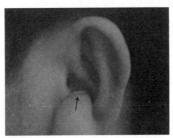

图6-72 食指按压气管反射区

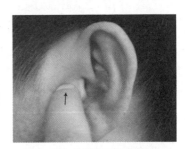

图6-73 食指按压咽喉反射区

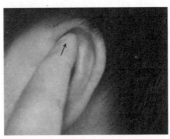

图6-74 食指按压角窝上反射区

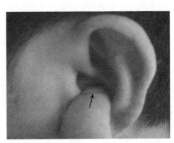

图6-75 食指按压对屏尖反射区

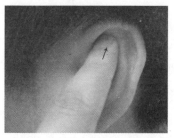

图 6-76 食指按压神门反射区

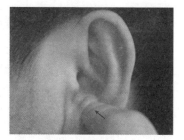

图 6-77 食指按压枕反射区

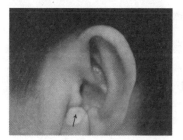

图 6-78 拇指按压内分泌反射区

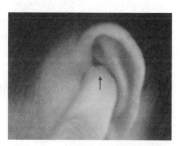

图 6-79 食指按压大肠反射区

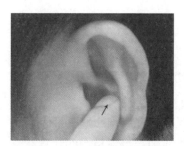

图 6-80 食指按压脾反射区

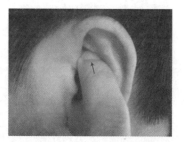

图 6-81 食指按压肾反射区

加减

（1）热哮：呼吸急促，气粗息涌，喉中痰鸣，胸高胁胀，咳呛阵作，痰黄黏稠，排吐不利，口渴喜饮，口苦，不恶寒，舌质红，苔黄腻，脉滑数，或弦滑。

加食指按压大肠反射区1~2分钟。

（2）冷哮：呼吸急促，喉中痰鸣，胸痞满闷如塞，咳不甚，痰少咳吐不爽，面色晦暗，口不渴，喜热饮，天冷或受寒易发，舌苔白滑，脉弦紧，或浮紧。

加食指按压脾、肾反射区，各1~2分钟。

（3）虚哮：形体消瘦，素体怯寒，气少无力，腰酸肢软，呼吸急促，喉中痰鸣，舌淡苔少，脉象虚弱。

操作同"冷哮"型。

原发性高血压

原发性高血压病是指迄今尚未阐明其原因的动脉血压升高。目前临床医学中有96％~99％的高血压病例具有血压升高原因不明的特点，属原发性高血压病。而因服用药物（如甘草和甘珀酸、某些非固醇类抗风湿药、某些激素类避孕药等）导致血压升高、妊娠性高血压、患器质性疾病（如肾脏疾患：肾肿瘤、肾炎、肾衰、原发性醛固酮增多症、嗜铬细胞瘤）等，凡是能找到血压升高原因的高血压病都称为继发性高血压病。原发性高血压病不仅在中国，在世界也是一种常见性疾病。

操作

按摩角窝上、心、额、皮质下、肝、交感反射区。痰浊中阻可配脾反射区；阴虚阳亢和阴阳两虚可配肾反射区（图6-82～图6-90）。

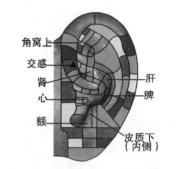

角窝上
交感
肾
心
额
肝
脾
皮质下
（内侧）

图6-82　原发性高血压常用耳反射区

加减

（1）痰浊中阻：头痛而重，胸膈痞闷，饮食不振，呕吐痰涎，肢体倦怠，苔白腻，脉弦滑。

加食指按压脾反射区1～2分钟。

（2）阴虚阳亢：头晕耳鸣，腰腿酸软，心烦热，心悸失眠，遗精，口干，舌红少苔，脉弦细数。

加食指按压肾反射区1～2分钟。

（3）阴阳两虚：目眩，面色白，畏寒肢冷，四肢酸软，夜尿频多，或虚烦，盗汗，颧红，舌淡红，脉沉细。

操作同"阴虚阳亢"型。

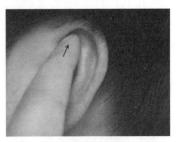

图 6-83 食指按压角窝上反射区

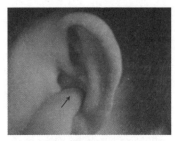

图 6-84 食指按压心反射区

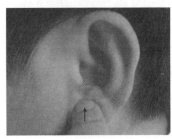

图 6-85 食指按压额反射区

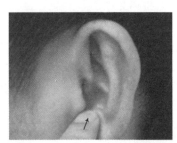

图 6-86 食指按压皮质下反射区

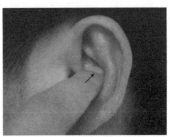

图 6-87 食指按压肝反射区

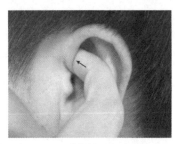

图 6-88 食指按压交感反射区

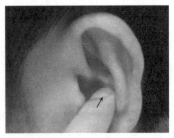

图 6-89 食指按压脾反射区

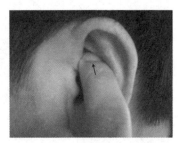

图 6-90 食指按压肾反射区

冠心病

冠状动脉粥样硬化性心脏病简称冠心病，是指冠状动脉粥样硬化导致的心肌缺血、缺氧而引起的心脏病。本病多发生在40岁以上的人，男性多于女性，以脑力劳动者为多，在欧美国家，本病为最常见的一种心脏病。我国近年来有增加的趋势。冠心病由于病变的部位、范围及程度不同，分为隐匿型冠心病、心绞痛、心肌梗死、心肌纤维化、猝死。常见的有隐匿型冠心病、心绞痛、心肌梗死。

冠心病在中医学中为"胸痹""心痛""真心痛"等病的范畴。心痛指因外来寒邪侵袭、情志所伤，或内有所伤而致心系脉络瘀阻所引起的在两乳之中、鸠尾之间或虚里部位疼痛，甚则胸痛彻背，喘息不得卧，为主要特点的病证。

操作

按摩心、皮质下、神门、交感、胸、胸椎反射区。虚证加肾、肾上腺反射区；实证加肝反射区（图6-91～图6-100）。

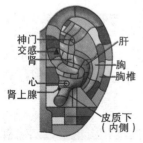

图 6-91　冠心病常用耳反射区

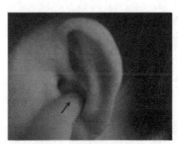

图 6-92　食指按压心反射区

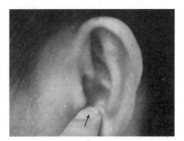

图 6-93　拇指按压皮质下反射区

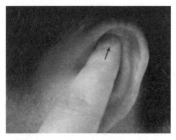

图 6-94　食指按压神门反射区

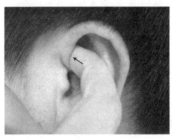

图 6-95　食指按压交感反射区

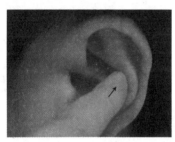

图 6-96　食指按压胸反射区

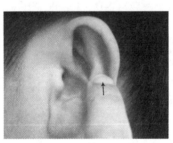

图 6-97　食指按压胸椎
反射区

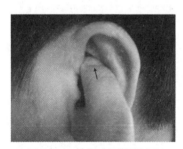

图 6-98　食指按压肾反射区

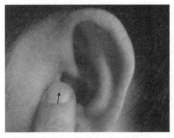

图 6-99　拇指按压肾上腺反射区

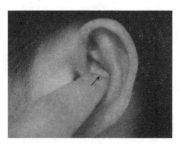

图 6-100　食指按压肝反射区

（1）虚证：心前区隐痛。

加按压肾、肾上腺反射区，各1～2分钟。

（2）实证：心胸闷痛。

加食指按压肝反射区1～2分钟。

头痛

　　头痛是许多疾病的一种极为常见的症状，一般是指头的上半部自眼眶以上至枕下之间的疼痛。可见于现代医学内、外、神经、精神、五官等各种疾病中。在内科临床上常见到的头痛多见于感染性、发热性疾病、高血压、颅内疾病、神经官能症、偏头痛等疾病。头痛严重者称为头风。

　　从病因病机的角度，按中医辨证分型把头痛分为风寒侵袭、痰浊闭阻、瘀血阻滞、肝阳上扰、血虚失养五类。按头痛的部位分前头痛、偏头痛、后头痛、头顶痛和全头痛。耳穴治疗可按部位进行。

操作

　　按摩神门、皮质下、缘中反射区。前头痛配额、胃反射区；偏头痛配颞、胆、交感、外耳反射区；后头痛配枕、膀胱反射区；头顶痛配肝反射区；全头痛则把前头痛、偏头痛、后头痛和头顶痛的反射区穴位依次按压（图6-101～6-113）。

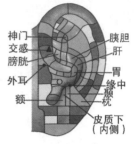

图6-101　头痛常用耳反射区

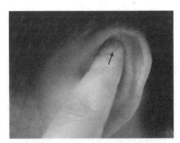

图6-102　食指按压神门反射区

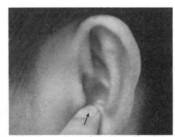

图6-103　食指按压皮质下反射区

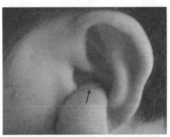

图6-104　食指按压缘中反射区

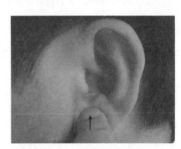

图6-105　食指按压额反射区

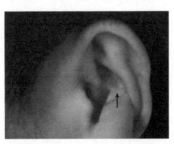

图6-106　食指按压胃反射区

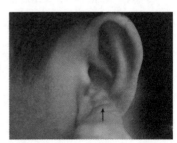

图6-107　食指按压颞反射区

捏捏手耳治百病

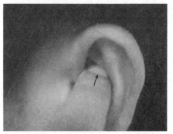

图 6-108　食指按压胆反射区

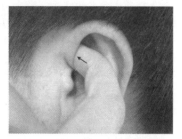

图 6-109　食指按压交感反射区

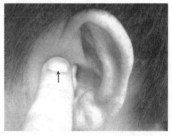

图 6-110　食指按压外耳反射区

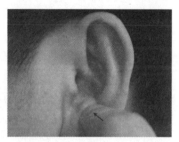

图 6-111　食指按压枕反射区

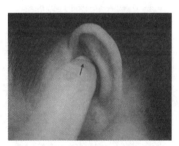

图 6-112　食指按压膀胱反射区

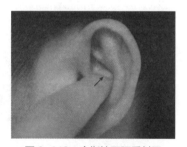

图 6-113　食指按压肝反射区

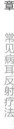

加减

（1）前头痛：配食指按压额、胃反射区1~2分钟。

（2）偏头痛：加食指按压颞、胆、交感、外耳反射区，各1~2分钟。

（3）后头痛：加食指按压枕、膀胱反射区，各1~2分钟。

（4）头顶痛：加食指按压肝反射区1~2分钟。

（5）全头痛：把前头痛、偏头痛、后头痛和头顶痛的反射区穴位依次按压。

神经衰弱

神经衰弱是一种常见的神经官能症，指由于精神忧虑或创伤，长期繁重的脑力劳动，以及睡眠不足等原因引起的精神活动能力减弱。临床表现为头晕脑胀，胸闷心慌，腹胀，关节痛，注意力不集中，记忆力减退，睡眠障碍，醒后难以入睡，彻夜不眠，心悸面红，胸闷气促等症状。具有上述症状而体检、化验无相应病理改变者，可诊断为神经衰弱。

操作

按摩神门、交感、枕、皮质下、心反射区。心脾两虚可配脾反射区；肝郁化火可配肝、胆反射区；心肾不交可配肾反射区（图6-114~图6-123）。

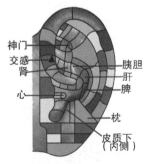

图6-114　神经衰弱常用耳反射区

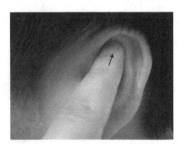

图6-115　食指按压神门反射区

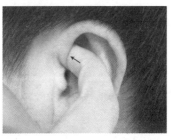

图 6-116　食指按压交感反射区

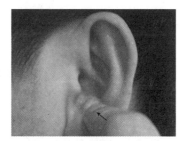

图 6-117　拇指按压枕反射区

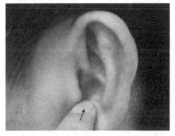

图 6-118　拇指按压皮质下反射区

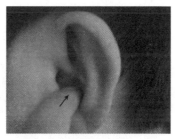

图 6-119　食指按压心反射区

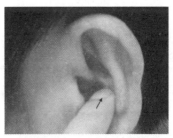

图 6-120　食指按压脾反射区

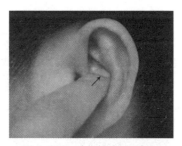

图 6-121　食指按压肝反射区

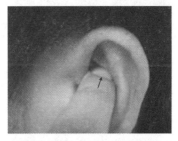

图 6-122　食指按压胆反射区

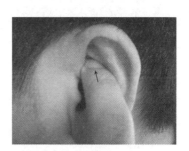

图 6-123　食指按压肾反射区

（1）心脾两虚：心悸健忘，失眠多梦，纳呆腹胀，大便稀薄，肢倦神疲，舌淡，脉细弱。

加食指按压脾反射区1～2分钟。

（2）肝郁化火：急躁易怒，失眠易惊，头昏脑胀，尿黄便干，舌红，苔黄，脉弦数。

加食指按压肝、胆反射区1～2分钟。

（3）心肾不交：烦躁失眠，腰酸梦遗，头晕耳鸣，舌红，脉细数。

加食指按压肾反射区1～2分钟。

慢性肾炎

根据本病的临床表现，属于中医学"水肿""虚劳""腰痛""血尿"等范畴。慢性肾炎的病因，根据中医文献中的有关论述，可以归纳为素因、主因、诱因三大类如下。

（1）素因：本病的发生多由于外邪侵袭，内伤脾肾，但外因必须通过内因而起作用，因此脾肾虚损实为本病的素因。《丹溪心法·水肿》云："夫人之所以得全其性命者，水与谷而已，水则肾主之，谷则脾主之，惟肾虚不能行水，惟脾虚不能制水，胃与脾合气，胃与水谷之海，又因虚不能传化焉，故肾水泛滥，反得以浸渍脾土，于是三焦停滞，经络壅塞，水渗于皮肤，注于肌肉而发肿矣。"由此可以看出，发生水肿的因素，主要是脾肾虚损。

（2）主因：《素问·气交变大论篇》说："岁土太过，寒气流行，邪害心火……甚则腹大肚肿。"说明了外界气候的寒冷、潮湿，可以引起身体沉重，腹大肚肿。在五行中湿属土，寒属水，外湿侵袭多能伤脾，寒水外受多致伤肾。另外，脾虚则易有湿邪为患，肾阳不足则可寒水泛滥，故《医宗必读·水肿胀满》说："虚人水肿者，上虚不能制水也，水虽制于脾，实统于肾，肾本水脏而元阳寓焉，命门火衰，既不能自制阴寒，又不能温养脾土，则阴水不从阳而精化为水，故水肿之证多属火衰也"。慢性肾炎急性发作也与风邪有关，如《内经》中提到的风水即是。故慢性肾炎的主因与风、寒、湿有关。

（3）诱因：《医宗必读·水肿胀满》说："凡诸实证，或六淫外客，或饮食内伤，阳邪急促，甚至必暴，每成于数日之间；若是虚证，或情志多劳，或酒色过度，日积月累，其来由渐，每成于经月之后。"慢性肾炎一般多属阴水，故其诱因与酒色、饮食、劳累有关，慢性肾炎急性发作者，亦可属于阳水，当与外感客邪诱发有关。

慢性肾炎水肿的病机主要是与肺、脾、肾三脏及三焦对水液代谢功能的失调有关。《景岳全书·肿胀》说："凡水肿等证，乃肺脾肾三脏相干之病，盖水为至阴，故其本在肾；水化于气，故其标在肺；水惟畏土，故其制在脾。"三焦为水液运行的道路，三焦气化的正常与否，直接与肺、脾、肾三脏的功能有关，另外肝主疏泄，肝气失于条达，亦可使三焦气机窒塞，运化无权，而至水湿内停，因此间接也与肝的功能有关。同时在临床上还应注意气、血、水三者的关系。蛋白是人体的精微物质，精微物质由脾生化，又由肾封藏，因此蛋白尿的形成，实与脾肾两脏的虚损密切相关，脾肾气虚，即脾气下陷，肾气不固，另外，他脏功能失调或邪扰肾，亦可影响肾之封藏而致蛋白尿。肾性高血压以肝肾阴虚，肝阳上亢者居多，亦有气阴两虚肝阳上亢者。血尿的病因病机可以概括为热、虚、瘀三个方面，其中以阴虚内热为最常见，血热妄行而出血或气不摄血，血不归经而出血。慢性肾炎经久不愈，脾气进一步虚损时，运化失职，生化无权，必然逐渐发生贫血。肾藏精，精血同源，由于肾气失固，精微不断下泄，故亦必然逐渐产生贫血，故贫血在一定程度上反映了脾肾亏损的情况。

操作

按摩肾、肾上腺、尿道、膀胱、三焦、缘中、皮质下、内分泌、心、肝、肺、脾反射区（图6-124～图6-136）。

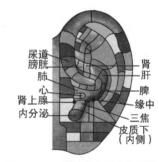

图6-124 慢性肾炎常用耳反射区

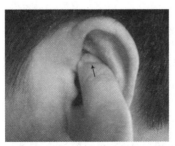

图6-125 食指按压肾反射区

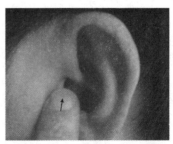

图6-126 拇指按压肾上腺反射区

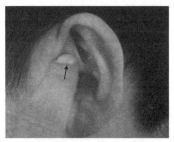

图 6-127　食指按压尿道反射区

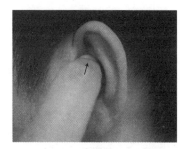

图 6-128　食指按压膀胱反射区

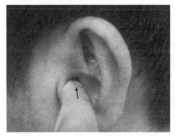

图 6-129　食指按压三焦反射区

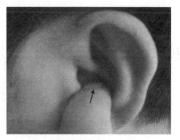

图 6-130　食指按压缘中反射区

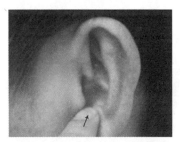

图 6-131　拇指按压皮质下反射区

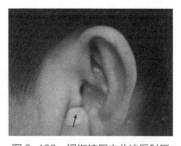

图 6-132　拇指按压内分泌反射区

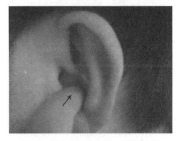

图 6-133　食指按压心反射区

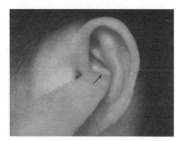

图 6-134　食指按压肝反射区

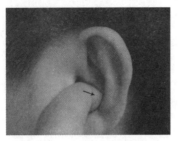
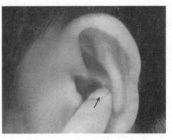

图6-135 食指按压肺反射区　　图6-136 食指按压脾反射区

男性性功能障碍

　　男性性功能障碍又称性神经衰弱。男子性功能某一环节发生障碍而影响性功能完善时，即称为男性性功能障碍。临床上最为常见的男性性功能障碍是遗精、阳痿和早泄。遗精是指不因性生活或其他直接刺激而发生精液自发排泄的一种现象，可伴有头晕目眩、精神萎靡、腰酸腿软、失眠等症状。阳痿是指男子在有性欲的状态下阴茎不能勃起，或虽勃起不能维持足够的时间和硬度，无法完成正常的性生活。早泄一般指性交过程中过早地射精现象。

操作

　　按摩外生殖器、内生殖器、肾、肾上腺、内分泌、神门、缘中反射区。阴虚火旺加肝反射区，心脾两虚加心、脾反射区（图6-137～图6-147）。

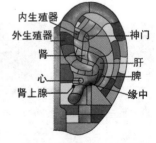

图6-137 男性性功能障碍常用耳反射区

（1）阴虚火旺：遗精早泄，失眠多梦，头晕目眩，小便短黄，舌红少苔，脉细数。

加食指按压肝反射区。

（2）心脾两虚：阳痿早泄，头晕失眠，神疲肢倦，纳呆腹胀，舌淡苔白，脉细弱。

加食指按压心、脾反射区。

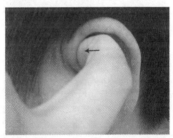

图 6-138　食指按压外生殖器反射区

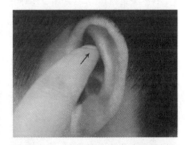

图 6-139　食指按压内生殖器反射区

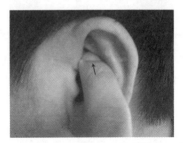

图 6-140　食指按压肾反射区

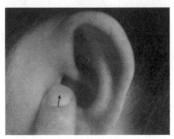

图 6-141　拇指按压肾上腺反射区

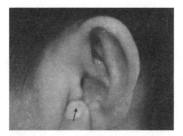

图 6-142　拇指按压内分泌反射区

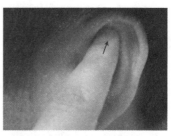

图 6-143　食指按压神门反射区

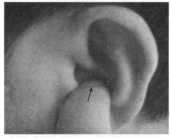

图 6-144　食指按压缘中反射区

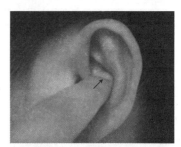

图 6-145　食指按压肝反射区

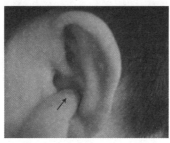

图 6-146　食指按压心反射区

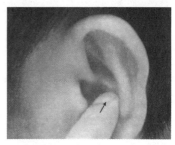

图 6-147　食指按压脾反射区

遗尿症

　　遗尿症俗称尿床、夜尿症，中医学中又称遗溺、遗溲，是指年龄在3岁以上小儿或成人，在错误的时间、错误的地点不能控制排尿行为。遗尿症多见于10周岁以下，偶可延及12~18岁。男孩多于女孩。

　　按摩肾、尿道、膀胱、三焦、肾上腺、神门、缘中、皮质下、内分泌、心反射区。脾肺气虚可配肺、脾反射区；肝经湿热可配肝反射区（图6-148～图6-161）。

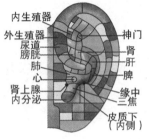

内生殖器
外生殖器
尿道
膀胱
肺
心
肾上腺
内分泌
神门
肾
肝
脾
缘中
三焦
皮质下
（内侧）

图6-148　遗尿症常用耳反射区

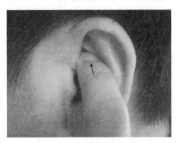

图6-149　食指按压肾反射区

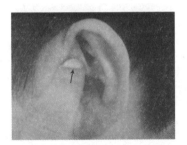

图6-150　食指按压尿道反射区

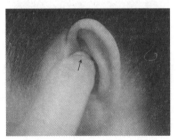

图6-151　食指按压膀胱反射区

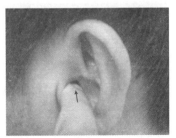

图6-152　食指按压三焦反射区

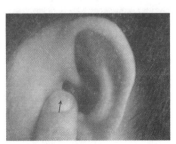

图6-153　拇指按压肾上腺反射区

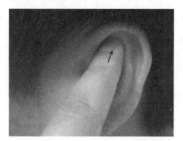

图6-154 拇指按压神门反射区

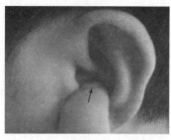

图6-155 食指按压缘中反射区

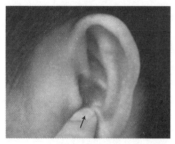

图6-156 拇指按压皮质下反射区

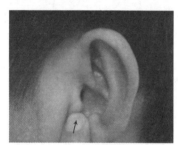

图6-157 拇指按压内分泌反射区

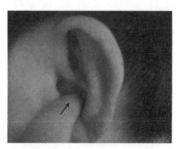

图6-158 食指按压心反射区

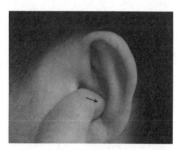

图6-159 食指按压肺反射区

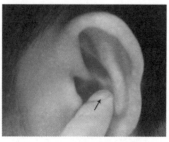

图6-160 食指按压脾反射区

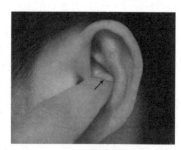

图6-161 食指按压肝反射区

（1）脾肺气虚：睡中遗尿，白天尿频量少，疲劳后遗尿加重，神疲肢倦，舌淡苔白，脉细弱。

加食指按压肺、脾各反射区1～2分钟。

（2）肝经湿热：夜间遗尿，小便黄少，性情急躁，或夜间咬牙，苔薄黄，脉弦滑。

加食指按压肝反射区1～2分钟。

肩周炎

肩关节周围炎简称肩周炎，俗称凝肩，是肩周肌、肌腱、滑囊及关节囊的慢性损伤性炎症。因肩关节内、外、粘连，而以活动时疼痛、功能受限为其临床特点。病因如下。

（1）肩部原因：① 软组织退行性变，对各种外力的承受能力减弱是基本因素。② 长期过劳活动、姿势不良等产生的慢性致伤力是主要的激发因素。③ 上肢外伤后肩部固定过久，肩周组织继发萎缩、粘连。④ 肩部急性挫伤、牵拉伤后因治疗不当等。

（2）肩外因素：颈椎病，心、肺、胆道疾病发生的肩部牵涉痛，因原发病长期不愈使肩部肌肉持续性痉挛、缺血而形成炎性病灶，转变为真正的肩周炎。本病女性多于男性，左侧多于右侧，亦可两侧先后发病。多为中老年患病。临床表现为：逐渐出现肩部的某处疼痛，与动作、姿势有明显的关系。随病程延长，疼痛范围扩大，并牵涉至上臂中段，同时伴肩关节活动受限。严重时患肢不能梳头、洗面和扣腰带。初期尚能指出疼痛点，后期范围扩大，感觉疼痛来自肱骨。可伴有三角肌轻度萎缩，斜方肌痉挛。

操作

按摩肩、神门、皮质下反射区。外邪入侵可配肺反射区；气滞血瘀可配肝反射区；气血虚弱可配心、脾反射区；肝肾不足配肝、肾反射区（图6-162～图6-170）。

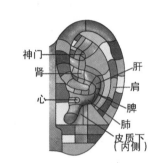

图6-162　肩周炎常用耳反射区

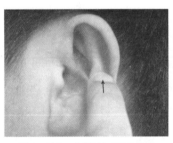

图6-163　食指按压肩反射区

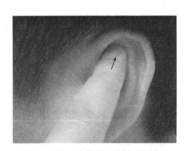

图6-164　食指按压神门反射区

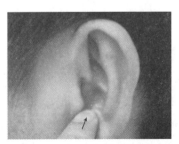

图6-165　拇指按压皮质下反射区

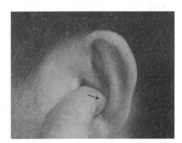

图6-166　食指按压肺反射区

（1）外邪内侵：肩部窜痛，遇风寒疼痛加剧，得温病缓，畏风恶寒，或肩部有沉重感，舌淡，苔薄白，脉弦滑或弦紧。

加食指按压肺反射区1~2分钟。

（2）气滞血瘀：肩部肿胀，疼痛拒按，以夜间为甚，舌暗或有瘀斑，苍白或黄，脉弦或细涩。

加食指按压肝反射区1~2分钟。

（3）气血虚弱：肩部酸痛，劳累后疼痛加重，或伴头晕目眩、气短懒言，心悸失眠、四肢乏力，舌淡，苔少或白，脉细弱或沉。

加食指按压心、脾反射区各1~2分钟。

（4）肝肾不足：肩关节活动时疼痛、功能受限，伴视物模糊，头晕耳鸣，腰膝酸软，颧红，盗汗，五心烦热，男子遗精，妇女月经不调，舌红无苔，脉细数。

加食指按压肝、肾反射区各1~2分钟。

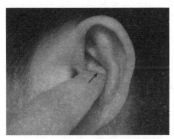

图6-167 食指按压肝反射区

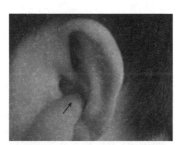

图6-168 食指按压心反射区

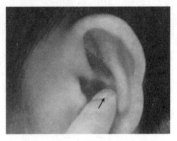
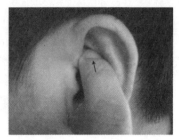

图6-169 食指按压脾反射区   图6-170 食指按压肾反射区

坐骨神经痛

中医学中属于腰痛、痹证范畴。由于腰部闪挫、劳损、寒湿侵袭等原因，阻痹经气，导致腰痛，牵引一侧下肢后外侧窜痛麻木，咳嗽痛重，活动受限。以此为主要表现的肢体痹症，中医学病名为偏痹，常见于坐骨神经痛。本病多发于中年，男性居多。患者多有腰部外伤史或过重负重史，腰臀部受寒湿侵袭而发。病位在腰腿，与外伤、寒湿之邪外袭密切相关，久病化热，伤及肝肾之阴。

操作

按摩坐骨神经、臀、腰骶椎、盆腔、神门、内分泌、皮质下反射区。寒湿犯腰可配脾反射区；肝肾亏虚可配肝、肾反射区（图6-171～图6-181）。

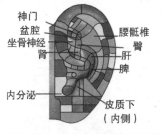

图 6-171　坐骨神经痛常用耳反射区

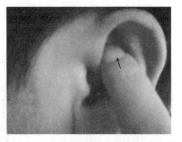

图 6-172　食指按压坐骨神经反射区

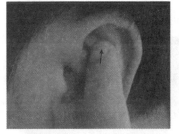

图 6-173　食指按压臀反射区

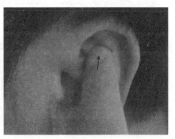

图 6-174　食指按压腰骶椎反射区

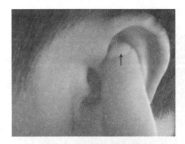

图 6-175　食指按压盆腔反射区

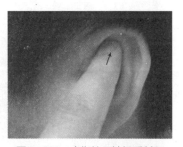

图 6-176　食指按压神门反射区

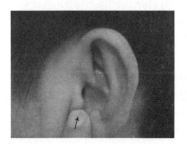

图 6-177　拇指按压内分泌反射区

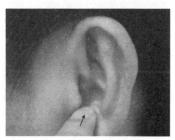

图 6-178　拇指按压皮质下反射区

捏
捏
手耳治百病

186

（1）寒湿犯腰：腰部连及下肢窜痛，肢体沉重，遇寒加重，得温痛减，形寒肢冷，舌淡胖苔白，脉濡缓。

加食指按压脾反射区1~2分钟。

（2）肝肾亏虚：腰部连及下肢后外侧，腰膝酸软，头晕耳鸣，软弱无力，劳累更剧，脉弱。

加食指按压肝、肾反射区各1~2分钟。

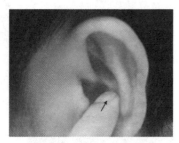

图6-179　食指按压脾反射区

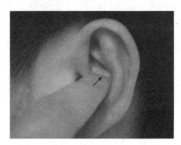

图6-180　食指按压肝反射区

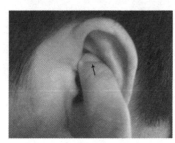

图6-181　食指按压肾反射区

慢性盆腔炎

　　慢性盆腔炎是指女性内生殖器及其周围结缔组织、盆腔腹膜的慢性炎症。其主要临床表现为月经紊乱、白带增多、腰腹疼痛及不孕等，如已形成慢性附件炎，则可触及肿块。本病归属于中医学的"癥瘕""痛经""月经不调""带下"等病证范畴，其病因病机为情志不畅，劳倦内伤及外感邪毒而致气滞血瘀，湿热壅积。

操作

按摩盆腔、腰骶椎、内分泌、皮质下、神门反射区。瘀血内阻配肝反射区；寒湿凝滞配脾反射区；正虚邪恋配肾反射区（图6-182～图6-190）。

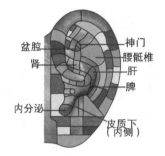

图6-182 慢性盆腔炎常用耳反射区

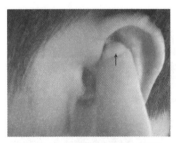

图6-183 食指按压盆腔反射区

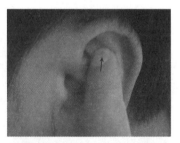

图6-184 食指按压腰骶椎反射区

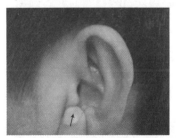

图6-185 拇指按压内分泌反射区

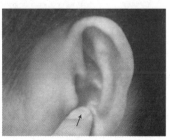

图6-186 拇指按压皮质下反射区

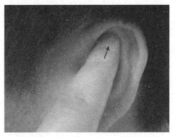
图6-187 食指按压神门反射区

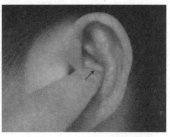
图6-188 食指按压肝反射区

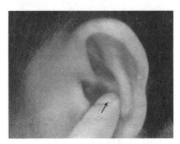
图6-189 食指按压脾反射区

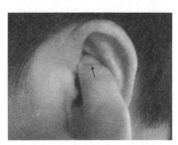
图6-190 食指按压肾反射区

加减

（1）瘀血内阻：少腹疼痛，固定不移，痛引腰骶，经行腹痛加重，带下赤白相兼，面色晦暗，舌暗红有瘀点，脉沉涩。

加食指按压肝反射区1～2分钟。

（2）寒湿凝滞：小腹冷痛，得热痛减，带下清稀量多，苔白腻，脉沉迟。

加食指按压脾反射区1～2分钟。

（3）正虚邪恋：小腹坠胀，劳累及经期加重，带下清稀量多，头晕目眩，心慌气短，神疲倦怠，舌淡苔白，脉细弱。

加食指按压肾反射区1～2分钟。

月经不调

月经不调是指月经的期、量、色、质的改变，并伴有其他症状。包括月经先期（周期提前1~2周者）、月经后期（周期错后7天以上，甚至错后3~5个月一行者）、月经先后无定期（周期或前或后1~2周者）、月经过多（经量明显多于既往者）、月经过少（经量明显少于既往，不足2天，甚至点滴即净者）、经期延长（经期超过7天以上，甚至2周方净者）及月经色质的改变。主要表现为经期不定，经量或多或少，淋漓不尽，心烦易怒，夜寐不安，小腹胀痛，大便时秘时溏。

操作

　　按摩内生殖器、内分泌、皮质下、神门、盆腔、肾上腺反射区。月经先期和先后不定期加配肝反射区；月经后期加脾、肾反射区（图6-191~图6-200）。

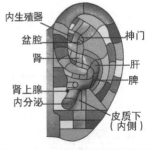

图6-191　月经不调常用耳反射区

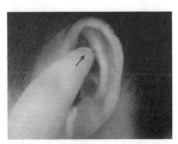

图6-192　食指按压内生殖器反射区

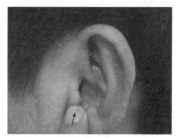

图 6-193 拇指按压内分泌反射区

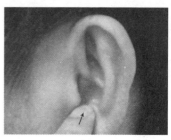

图 6-194 拇指按压皮质下反射区

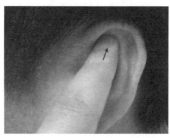

图 6-195 食指按压神门反射区

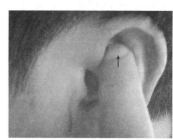

图 6-196 食指按压盆腔反射区反射区

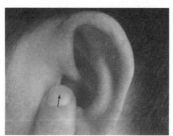

图 6-197 拇指按压肾上腺反射区

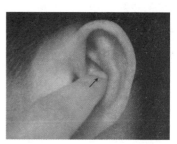

图 6-198 食指按压肝反射区

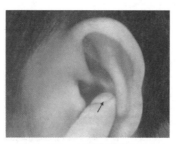

图 6-199 食指按压脾反射区

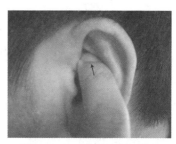

图 6-200 食指按压肾反射区

（1）经行先期：月经先期而至，量多色红，烦热面赤，心烦易怒，舌红苔黄，脉细数或弦细。

加食指按压肝反射区1~2分钟。

（2）先后不定期：月经先后不定，经量多少不一，肝郁者伴胸胁胀痛，少腹胀痛，经色暗红，脉弦涩；肾虚者伴腰膝酸软，经量多少不一，色淡，脉弱。

操作同"经行先期"型。

（3）经行后期：月经延期而至，量少色淡，面色苍白，畏寒怕冷，舌淡，苔白，脉濡缓或迟。

加食指按压脾、肾反射区各1~2分钟。

痛经

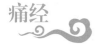

痛经是指妇女在月经期间或行经前后，出现下腹部及腰部疼痛，甚则剧痛难忍，随着月经周期持续发作的病证。有原发和继发之分。原发性痛经又叫功能性痛经，多见于未婚妇女，一般于来潮前数小时开始疼痛，月经开始时疼痛加重，历时数小时，有时可达数天。疼痛呈阵发性下腹部和腰骶部绞痛。继发性痛经多见于已婚妇女，具有原发痛经的症状且伴有原发性疾病（如盆腔子宫内膜异位症、子宫腺肌病、慢性盆腔炎、妇科肿瘤等）的病史及症状。功能性痛经容易痊愈，器质性病变导致的痛经病程较长，缠绵难愈。

　　按摩内生殖器、内分泌、盆腔、腰骶椎、神门、皮质下、交感、肾上腺反射区。气滞血瘀配肝反射区；气血两虚配脾反射区；寒湿凝滞配肾反射区（图6-201～图6-212）。

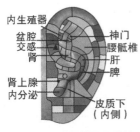

图6-201　痛经常用耳反射区

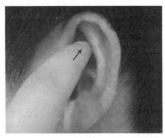

图6-202　食指按压内生殖器反射区

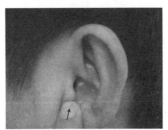

图6-203　拇指按压内分泌反射区

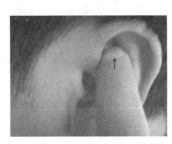

图6-204　食指按压盆腔反射区

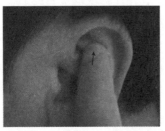

图6-205　食指按压腰骶椎反射区

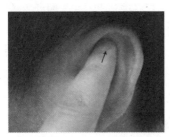

图6-206　食指按压神门反射区

捏
捏
手耳治百病

（1）气滞血瘀：经前或经期小腹胀痛，行经量少，血色紫暗有血块，块下痛减，胸胁乳房作胀，舌质紫暗，脉涩。

加食指按压肝反射区1～2分钟。

（2）气血两虚：经期或经后小腹疼痛，隐痛喜按，月经量少色淡，面色苍白无华，神疲倦怠，心悸失眠，苔薄白，脉细弱。

加食指按压脾反射区1～2分钟。

（3）寒湿凝滞：经前或经行小腹冷痛，得温痛减，月经延后，量少不畅，苔白腻，脉沉迟。

加食指按压肾反射区1～2分钟。

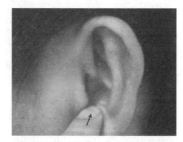

图6-207　拇指按压皮质下反射区

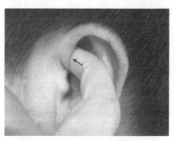

图6-208　食指按压交感反射区

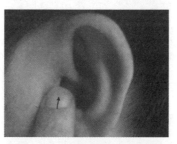

图6-209　拇指按压肾上腺反射区

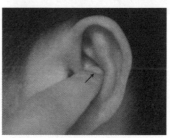

图6-210　食指按压肝反射区

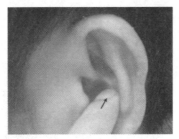
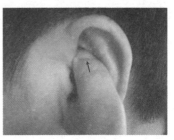

图 6-211　食指按压脾反射区　　　　图 6-212　食指按压肾反射区

功能性子宫出血

功能性子宫出血，简称功血，是一种常见的妇科疾病，是指异常的子宫出血，经诊查后未发现有全身及生殖器官器质性病变，而是由于神经内分泌系统功能失调所致。表现为月经周期不规律、经量过多、经期延长或不规则出血。本病归属于中医学的"崩漏"等病证范畴，其主要病机为冲任损伤，不能制约经血，经血非时妄行。排卵型功能性子宫出血不属此范畴。主要表现为月经周期紊乱，出血时间延长，经量增多，甚至大量出血或淋漓不止。兼见面红口干，心中烦躁，精神疲倦，头晕目眩等症。

操作

按摩内生殖器、内分泌、盆腔、腰骶椎、神门、皮质下、肾上腺反射区。气不摄血配脾反射区；肾气亏虚配肾反射区；瘀滞胞宫配肝反射区（图6-213～图6-223）。

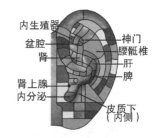

图 6-213　功能性子宫出血常用耳反射区

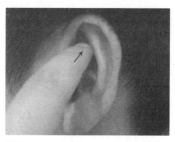

图6-214 食指按压内生殖器反射区

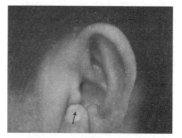

图6-215 拇指按压内分泌反射区

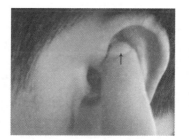

图6-216 食指按压盆腔反射区

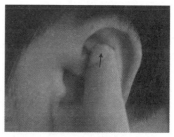

图6-217 食指按压腰骶椎反射区

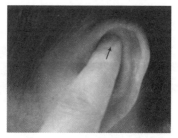

图6-218 食指按压神门反射区

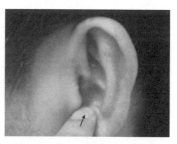

图6-219 拇指按压皮质下反射区

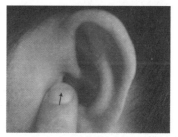

图6-220 拇指按压肾上腺反射区

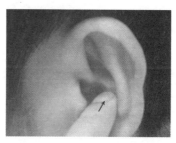

图6-221 食指按压脾反射区

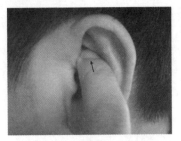
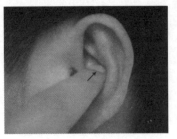

图 6-222　食指按压肾反射区　　　　图 6-223　食指按压肝反射区

加减

（1）气不摄血：经血量多，或淋漓不净，色淡质稀，神疲懒言，面色萎黄，动则气促，头晕心悸，纳呆便溏，舌淡或有齿痕，苔薄少，脉细弱或芤而无力。

加食指按压脾反射区1～2分钟。

（2）肾气亏虚：① 肾阳虚，经血量多，或淋漓不净，色淡质稀，精神不振，面色晦暗，肢冷畏寒，腰膝酸软，小便清长，舌淡胖，苔薄润，脉沉细无力。② 肾阴虚，经血时少时多，色鲜红，头晕耳鸣，五心烦热，夜寐不安，舌红或有裂纹，苔少或无苔，脉细数。

加食指按压肾反射区1～2分钟。

（3）瘀滞胞宫：经血淋漓不绝，或骤然暴下，色暗黑，夹有瘀块，小腹疼痛，块下痛减，舌紫暗或有瘀斑，苔薄白，脉沉涩或弦紧。

加食指按压肝反射区1～2分钟。

闭经

闭经是妇科疾病中常见的一种症状。通常分为原发性和继发性两类。前者系指年满18岁或第二性征发育成熟两年以上尚未初潮者，后者则指以往曾建立正常月经，但以后因病理性原因而停经3个月以上者。根据发生原因，闭经分为生理性和病理性，青春期前、妊娠期、哺乳期以及绝经期后的月经不来潮均属生理现象，不作病论。病理性闭经中，因先天发育异常如先天性无阴道及处女膜闭索等，则非耳反射按摩疗法所宜。

闭经较常见的原因大致有以下几种：① 生殖器局部病变和异常，如子宫、输卵管的病变，过分的刮宫，X线照射后。② 内分泌功能失调，如甲状腺、脑垂体、下丘脑、肾上腺皮质等功能障碍。③ 长期服用某些药物如酚噻嗪及其衍生物（氯丙嗪、奋乃静）利舍平、甾体类避孕药。④ 精神神经因素，如严重的精神刺激、生活的改变及剧烈运动。⑤ 一般慢性疾病，如结核病、疟疾、慢性肾炎、贫血等。

操作

按摩内生殖器、内分泌、盆腔、腰骶椎、神门、皮质下、肾上腺、肾反射区。虚证加肺、脾反射区；实证加心、肝反射区（图6-224～图6-236）。

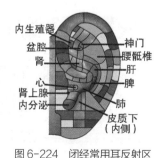

图6-224　闭经常用耳反射区

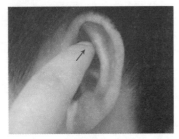

图 6-225　食指按压内生殖器反射区

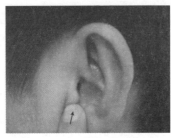

图 6-226　拇指按压内分泌反射区

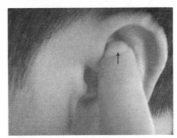

图 6-227　食指按压盆腔反射区

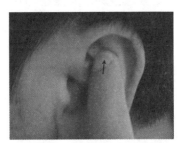

图 6-228　食指按压腰骶椎反射区

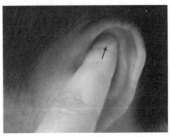

图 6-229　食指按压神门反射区

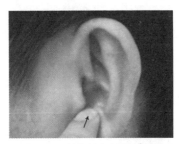

图 6-230　拇指按压皮质下反射区

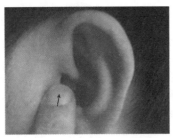

图 6-231　拇指按压肾上腺反射区

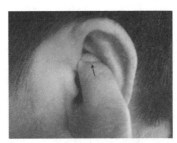

图 6-232　食指按压肾反射区反射区

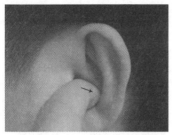

图6-233　食指按压肺反射区

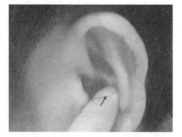

图6-234　食指按压脾反射区

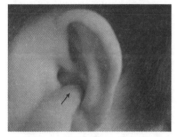

图6-235　食指按压心反射区

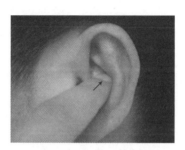

图6-236　食指按压肝反射区

加减

（1）虚证

①肾阴不足：月经初潮较晚，量少色淡红，渐至经闭，形体消瘦，舌红少苔，脉细数。

②肾阳不足：月经闭止，腰膝冷痛，畏寒肢冷，夜尿频多，舌淡苔白，脉沉细。

③气血两亏：月经后期，量少色淡，渐至闭经，面色无华，心悸怔忡，神疲气短，唇甲色淡，舌淡红，苔白薄少，脉细弱。

加食指按压肺、脾反射区各1~2分钟。

（2）实证

①气滞血瘀：月经闭止，胸胁胀痛，小腹胀痛拒按，舌质暗红有瘀点，脉细涩。

②寒凝胞宫：月经闭止，腰膝冷痛，畏寒喜暖，带下稀白，舌苔白，脉沉迟。

③痰湿阻滞：经行延后，渐至闭止，带下量多色白，口腻痰多，苔白腻，脉滑。

加食指按压心、肝反射区各1～2分钟。

荨麻疹

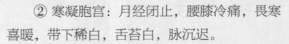

荨麻疹是一种常见的过敏性皮肤病，多由食物（如鱼、虾等）、药物、寄生虫和外界化学、物理刺激而引发皮肤黏膜小血管扩张及渗透性增加。多发于肱股内侧；如发于咽喉，可见呼吸困难；发于胃肠兼有恶心、呕吐、腹痛、腹泻等症状。根据病程的长短，可分为急性与慢性两种。急性者发病急，临床表现是皮肤突然瘙痒，经搔抓后局部发红，随即出现扁平隆起的风团，周围红晕，数小时或数日内消退，消退后不留痕迹；慢性荨麻疹可反复发作，经年累月不断。根据临床特点又可分为寻常性荨麻疹、人工荨麻疹（皮肤划痕症）血管神经性水肿，日光性及胆碱能性荨麻疹等。

操作

按摩内分泌、神门、肾上腺反射区。风热、风寒证型可配肺反射区；肠胃实热可配脾、胃、大肠反射区；血虚风燥可配肝、肾反射区（图6-237～图6-246）。

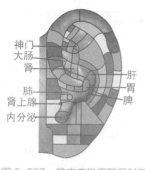

神门
大肠
肾
肺
肾上腺
内分泌
肝
胃
脾

图 6-237　荨麻疹常用耳反射区

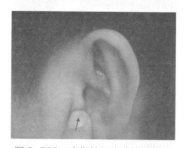

图 6-238　食指按压内分泌反射区

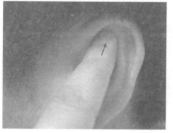

图 6-239　食指按压神门
反射区

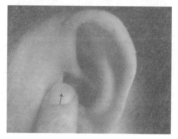

图 6-240　拇指按压
肾上腺反射区

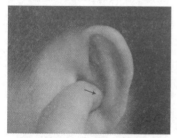

图 6-241　食指按压肺反射区

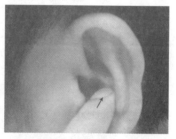

图 6-242　食指按压脾反射区

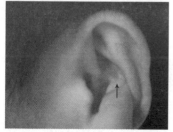

图 6-243　食指按压胃反射区

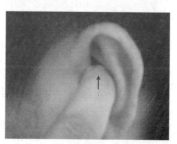

图 6-244　食指按压大肠反射区

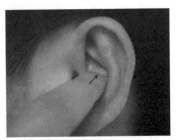

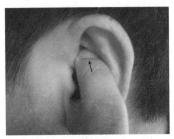

图6-245 食指按压肝反射区　　图6-246 食指按压肾反射区

加减

（1）风热犯表：风团色鲜红，灼热剧痒，遇热加重，伴发热恶寒、咽喉肿痛，苔薄黄，脉浮数。

可配食指按压肺反射区1~2分钟。

（2）风寒束表：皮疹色白、遇风寒加重，得暖则减，恶寒，口不渴，舌淡，苔薄白，脉浮紧。

操作同"风热犯表"型。

（3）肠胃实热：皮疹色红，成块成片，伴脘腹疼痛、恶心呕吐、便秘或泄泻，苔黄腻，脉滑数。

可配食指按压脾、胃、大肠反射区各1~2分钟。

（4）血虚风燥：皮疹反复发作，迁延日久，午后或夜间加剧，伴心烦少寐、口干、手足心热，舌红，少苔，脉细数无力。

可配食指按压肝、肾反射区各1~2分钟。

神经性皮炎

神经性皮炎又称慢性单纯性苔藓，是以阵发性皮肤瘙痒和皮肤苔藓化为特征的慢性皮肤病。

为常见多发性皮肤病，多见于青年和成年人，儿童一般不发病。夏季多发或季节性不明显。中医学称之为"牛皮癣""摄领疮"。如《外科正宗》曰："顽癣乃风、热、湿虫者为患……牛皮癣如牛项之皮，顽硬且坚，抓之如朽木……此等总皆血燥风毒克于脾、肺二经。"又如《诸病源候论·摄领疮候》记载："摄领疮如癣之类，生于项上，痒痛，衣领拂着即剧，去是衣领揩所作，故名摄领疮也。"

操作

按摩皮质下、肾上腺、肺、大肠反射区。肝郁化火型可配肝反射区；血虚风燥型可配脾、肾反射区（图6-247～图6-254）。

加减

（1）肝郁化火：皮损色红，心烦易怒，失眠多梦，眩晕，心悸，口苦咽干，舌边尖红，舌苔薄白，脉弦数。本证以皮疹色红，伴心烦易怒，心悸失眠、眩晕为主要辨证要点。

加食指按压肝反射区1～2分钟。

（2）血虚风燥：皮损色淡或灰白，抓如枯

木，肥厚粗糙似牛皮，素体虚弱，心悸怔忡，失眠健忘，气短乏力，女子月经不调，舌淡，脉沉细。本证以皮损色淡或灰白，肥厚粗糙为主要辨证要点。

加食指按压脾、肾反射区各1～2分钟。

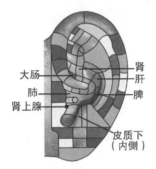

图6-247　神经性皮炎常用耳反射区

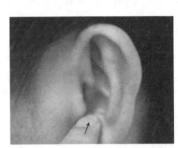

图6-248　拇指按压皮质下反射区

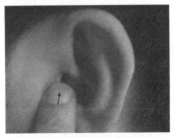

图6-249　拇指按压肾上腺反射区

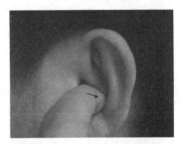

图6-250　食指按压肺反射区

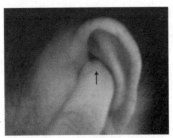

图6-251　食指按压大肠反射区

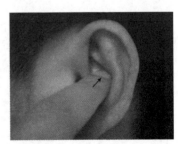

图6-252　食指按压肝反射区

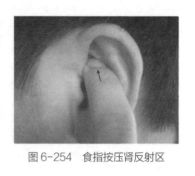

图 6-253 食指按压脾反射区　　　图 6-254 食指按压肾反射区

脂溢性皮炎

　　脂溢性皮炎是发生于皮脂溢出部位的一种炎症性皮肤病，此病好发于皮脂腺分布较多的地方，如头皮、面部、胸部及皱褶部，典型损害为暗黄红丘疹或斑片，边缘清楚，表面被覆油腻性鳞屑或痂皮，伴有不同程度的瘙痒。本病在中医学中属于"白屑风""油风""面游风"等病证范畴。病因病机为饮食不节，过食油腻食物，脾胃湿热；或情志不畅，肝郁气滞，肝火与湿热搏结，蕴于肌肤而成。

操作

　　按摩内分泌、肾上腺、大肠、神门、皮质下。肺胃热盛可配肺、胃反射区；脾虚湿困可加脾反射区；血虚风燥可配肝、肾反射区（图6-255～图6-265）。

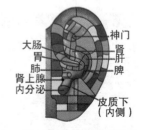

图6-255 脂溢性皮炎常用耳反射区

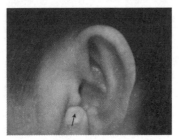

图 6-256　拇指按压内分泌反射区

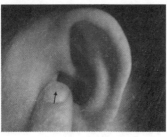

图 6-257　拇指按压肾上腺反射区

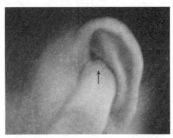

图 6-258　食指按压大肠反射区

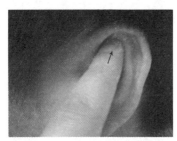

图 6-259　食指按压神门反射区

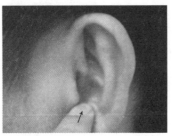

图 6-260　拇指按压皮质下反射区

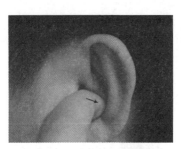

图 6-261　食指按压肺反射区

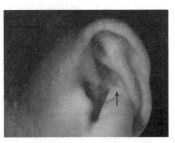

图 6-262　食指按压胃反射区

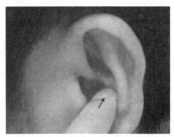

图 6-263　食指按脾反射区

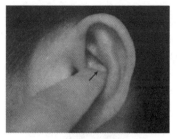
图6-264 食指按压肝反射区

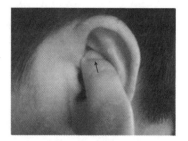
图6-265 食指按压肾反射区

（1）肺胃热盛：急性发病。皮损色红，并有渗出、糜烂、结痂、痒剧，伴心烦口渴，大便秘结，舌红，苔黄，脉滑数。

加食指按压肺、胃反射区各1~2分钟。

（2）脾虚湿困：皮损淡红或黄，有灰白色鳞屑，伴有便溏，舌淡红，苔白腻，脉滑。

加食指按脾反射区1~2分钟。

（3）血虚风燥：皮肤干燥，有糠秕状鳞屑，瘙痒，头发干燥无光，常伴有脱发，舌红，苔薄白，脉弦。

加食指按压肝、肾反射区1~2分钟。

加减

近视

近视是以视近物较清楚，视远物模糊不清为特征的一种眼病。多见于青少年。本病表现为近视力正常，远视力不良，视远不清，且近视度越大则远视力愈差而阅读距离也越近。中、高度近视易感觉眼前黑影浮动。高度近视和部分中度近视可有眼球突出，病变发展可见视盘周围出现环形萎缩，甚至后巩膜葡萄肿。

操作

按摩眼、皮质下、屏间后、脑干、肝反射区。肝肾亏虚配肾反射区；心脾两虚配心、脾反射区（图6-266～图6-274）。

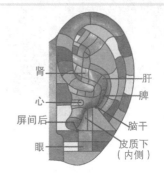

肾
心
屏间后
眼

肝
脾
脑干
皮质下（内侧）

图6-266 近视常用耳反射区

加减

（1）肝肾亏虚：视近尚清，视远模糊，不耐久视，眼前黑花，头晕耳鸣，失眠多梦，腰膝酸软，舌红少苔，脉细数。

加食指按压肾反射区1～2分钟。

（2）心脾两虚：视物能近怯远，面色少华，心悸气短，食少便溏，舌淡，脉细弱。

加食指按压心、脾反射区1～2分钟。

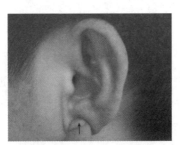

图6-267 拇指按压眼反射区

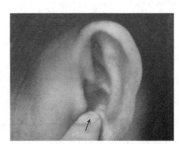

图6-268 拇指按压皮质下反射区

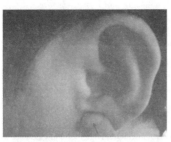

图 6-269　拇指按压屏间后反射区

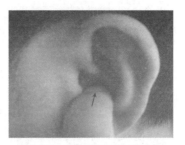

图 6-270　食指按压脑干反射区

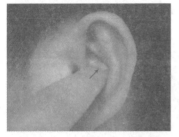

图 6-271　食指按压肝反射区

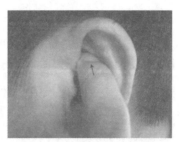

图 6-272　食指按压肾反射区

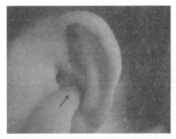

图 6-273　食指按压心反射区

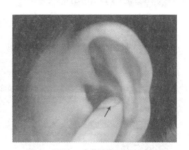

图 6-274　食指按压脾反射区

耳鸣、耳聋

　　耳鸣是指患者在耳部或头部的一种声音感觉，但周围环境中并无相应的声源存在，是多种耳部病变和全身疾病的症候群之一，以耳鸣为主症者应作为疾病对待。发病机制颇为复杂，有内耳缺氧学说，也与情绪、记忆及自主神经反应有关。一般分为生理性耳鸣和病理性耳鸣，前者如因体位关系而突然听到自身的脉搏性耳鸣，改变体位后消失，后者则因病变如炎性刺激、机械性刺激、电化学反应引起的神经过敏等因素所引起。耳鸣又可分为主观性和客观性两类。主观性耳鸣：耳鸣为一侧或两侧，持续性或间断性，音调有高音性（多为神经性耳鸣）或低音性（多为传导性耳鸣）。客观性耳鸣：耳鸣声患者自己感觉到，旁人也能听到，如血管病变引起的耳鸣，耳鸣声伴血管搏动音，腭肌痉挛所致耳鸣伴不规则咔嗒声。

耳聋是各种听力减退症状的总称，可由多种疾病引起，为耳科临床常见症。临床上常将耳聋分为轻度、中度、重度和全聋4级。轻度耳聋者，远距离听话或听一般距离低声讲话感到困难，纯音语言频率的气导听阈在10~30分贝；中度者，近距离听话感到困难，纯音语言频率的气导听阈在30~60分贝；重度者，只能听到很大的声音，可听见在耳边喊叫的高声，纯音语言频率的气导听阈在60~90分贝；全聋者，完全不能听到声音，纯音听阈90分贝以上。

操作

按摩内耳、外耳、胆、枕、缘中、眼、三焦、肾反射区。肝肾亏损、肝火上炎、痰火郁结可配肝反射区；气血亏虚可配心、脾反射区（图6-275~图6-286）。

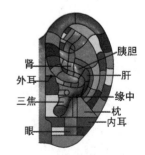

图6-275　耳鸣、耳聋
常用耳反射区

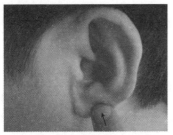

图 6-276　拇指按压内耳反射区

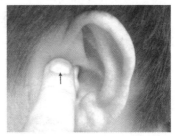

图 6-277　拇指按压外耳反射区

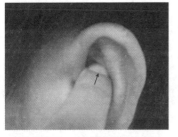

图 6-278　食指按压胆反射区

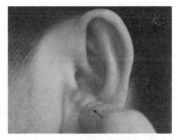

图 6-279　拇指按压枕反射区

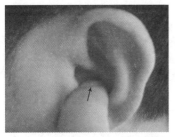

图 6-280　食指按压缘中反射区

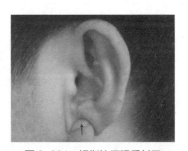

图 6-281　拇指按压眼反射区

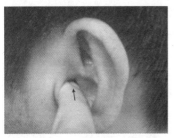

图 6-282　食指按压三焦反射区

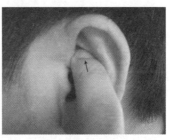

图 6-283　食指按压肾反射区

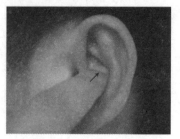
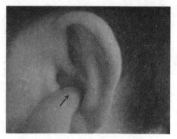

图6-284　食指按压肝反射区　　　　图6-285　食指按压心反射区

加减

（1）肝肾亏损：耳鸣如蝉，昼夜不息，安静时尤甚，听力逐渐下降，或见头昏眼花，腰膝酸软，虚烦失眠，夜尿频多，发脱齿摇，舌红少苔，脉细弱或细数。

加食指按压肝反射区1~2分钟。

（2）肝火上炎：耳鸣如闻潮声或风雷声，耳聋时轻时重，多在情志抑郁或恼怒之后耳鸣耳聋加重。伴口苦，咽干，面红后目赤，尿黄，便秘，夜寐不宁，胸胁胀痛，头痛或眩晕，舌红苔黄，脉弦数有力。

操作同"肝肾亏损"型。

（3）痰火郁结：耳鸣耳聋，耳中胀闷，头重头昏，或见头晕目眩，胸脘满闷，咳嗽痰多，口苦或淡而无味，二便不畅，舌红，苔黄腻，脉滑数。

操作同"肝肾亏损"型。

（4）气血亏虚：耳鸣耳聋，每遇疲劳之后加重，或见倦怠乏力，声低气怯，面色无华，食欲不振，脘腹胀满，大便溏薄，心悸失眠，舌质淡红，苔薄白，脉细弱。

加食指按压心、脾反射区各1～2分钟。

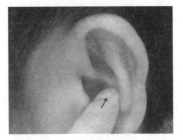

图6-286　食指按压脾反射区

过敏性鼻炎

过敏性鼻炎又称变态反应性鼻炎，为身体对某些变应原（过敏原）敏感性增高而呈现以鼻黏膜病变为主的一种异常反应，可发生于任何年龄，以青年多见。临床上有常年性发作和季节性发作二型。病因为过敏体质的人，接触过敏原如吸入物、食入物、注射物、接触物等发生的变态反应。临床表现多以阵发性鼻痒为先兆，接着连续打喷嚏，流大量清水鼻涕，不同程度的鼻塞，嗅觉减退或消失，为暂时性或持久性。鼻黏膜苍白、水肿，以下鼻甲为甚。症状发作快，消退也快。常年型以清晨易发作，季节型常与花粉有关。

操作

按摩外鼻、内鼻、肺、神门、内分泌、皮质下反射区。肺脾气虚配脾反射区；肺肾虚弱配肾反射区（图6-287～图6-294）。

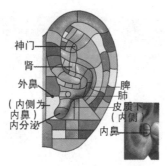

图 6-287 过敏性鼻炎常用耳反射区

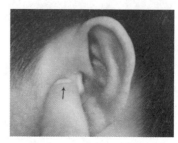

图 6-288 食指按压外鼻、
内鼻反射区

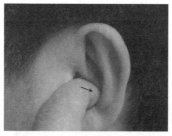

图 6-289 食指按压肺反射区

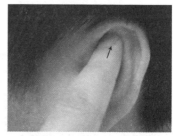

图 6-290 食指按压神门反射区

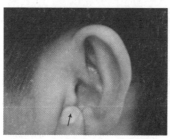

图 6-291 拇指按压内分泌反射区

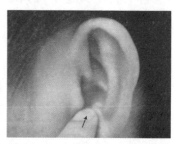

图 6-292 拇指按压皮质下反射区

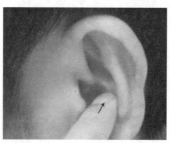

图 6-293 食指按压脾反射区

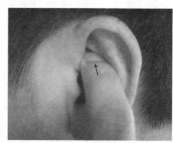

图 6-294 食指按压肾反射区

（1）肺脾气虚：鼻塞、鼻涕清稀、淋漓而下，嗅觉迟钝，双下鼻甲黏膜肿胀，苍白或灰白，呈息肉样变。并伴见头昏头重，神疲气短，四肢困倦，胃纳欠佳，大便稀溏，舌质淡或淡胖，边有齿痕，苔白，脉濡缓。

加食指按压脾反射区1～2分钟。

加减

（2）肺肾虚弱：鼻鼽多为常年性，鼻痒嚏多，清涕难敛，早晚较甚，鼻窍黏膜苍白水肿，平素畏风寒，四肢不温，面色淡白或见腰膝酸软，遗精早泄，小便清长，夜尿多，舌质淡，脉沉细弱。

加食指按压肾反射区1～2分钟。

慢性鼻炎

慢性鼻炎是鼻腔黏膜和黏膜下层的慢性炎症。表现为鼻黏膜的慢性充血肿胀，称慢性单纯性鼻炎。若发展为鼻黏膜和鼻甲骨的增生肥厚，称慢性肥厚性鼻炎。患者经常易感冒、打喷嚏、流清鼻涕、发痒、通气不畅，经常有流黄脓涕、绿色鼻涕等。本病在中医学中属于"鼻窒"范畴。病因病机为肺脾气虚，瘀滞鼻窍或邪毒久留，气滞血瘀。

操作

按摩外鼻、内鼻、肺、脾、内分泌、皮质下、肾上腺反射区。邪留血瘀配肝反射区（图6-295～图6-302）。

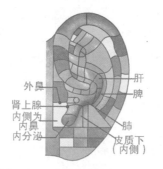

外鼻
肾上腺
内侧为
内鼻
内分泌
肝
脾
肺
皮质下
（内侧）

图 6-295　慢性鼻炎常用耳反射区

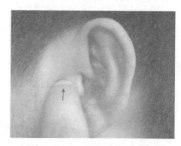

图 6-296　食指按压外鼻、
内鼻反射区

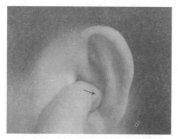

图 6-297　食指按压肺反射区

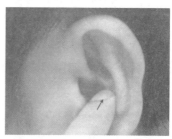

图 6-298　食指按压脾反射区

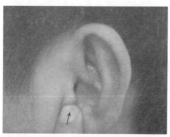

图 6-299　拇指按压内分泌反射区

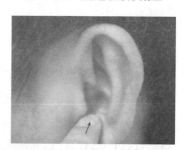

图 6-300　拇指按压皮质下反射区

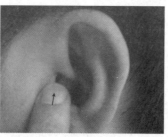

图 6-301　食指按压肾上腺反射区

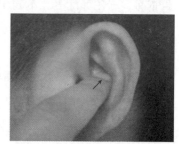

图 6-302　食指按压肝反射区

　　邪留血瘀：持续鼻塞，流涕黏稠，嗅觉减退，声音重浊，鼻甲肥大暗红，头痛头晕，舌红有瘀点，脉弦细。

　　加食指按压肝反射区1～2分钟。

肥胖

217

　　肥胖病是一种社会性慢性疾病，是指机体内热量的摄入大于消耗，造成体内脂肪堆积过多，导致体重超常，实测体重超过标准体重20％以上，并且脂肪百分率（Ｆ％）超过30％者称为肥胖。实测体重超过标准体重，但＜20％者称为超重。肥胖病系指单纯性肥胖，即除外内分泌-代谢病为病因者。肥胖发生率女性多于男性，35岁以后发生率增高，以50岁以上最高。肥胖不仅影响工作、生活、美观，更重要的是对人体健康有一定的危害性。现今已经证实在肥胖人群中糖尿病、冠心病、高血压、中风、胆石症及痛风等疾病的发病率明显高于非超重者，近年来随着人民生活水平的提高和寿命延长，肥胖患者有所增多，肥胖病的防治工作已经受到重视。

　　按摩内分泌、皮质下、肾上腺、交感、外鼻（饥点）、脾、胃、大肠、三焦反射区以及肥胖相应部位。脾肾阳虚配肾反射区（图6-303～图6-313）。

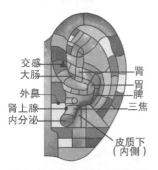

交感
大肠
外鼻
肾上腺
内分泌
肾
胃
脾
三焦
皮质下
（内侧）

图 6-303　肥胖常用耳反射区

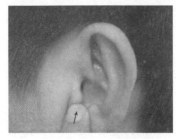

图 6-304　拇指按压内分泌反射区

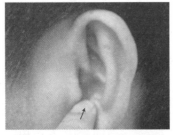

图 6-305　拇指按压皮质下反射区

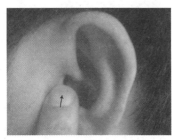

图 6-306　拇指按压肾上腺反射区

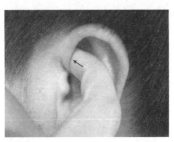

图 6-307　食指按压交感反射区

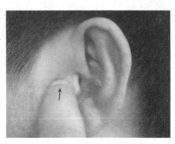

图 6-308　食指按压外鼻
（饥点）反射区

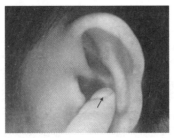

图 6-309　食指按压脾反射区

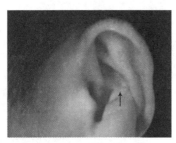

图 6-310　食指按压胃反射区

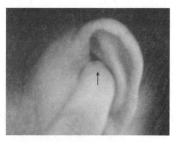

图 6-311 食指按压大肠反射区

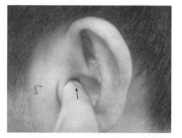

图 2-312 食指按压三焦反射区

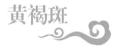

脾肾阳虚：形体肥胖，颜面虚浮，神疲嗜卧，气短乏力，腹胀便溏，自汗，气喘，动则更甚，畏寒肢冷，下肢浮肿，尿昼少夜频，舌淡胖，苔薄白，脉沉细。

加食指按压肾反射区1～2分钟。

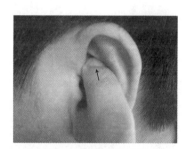

图 6-313 食指按压肾反射区

黄褐斑

黄褐斑也称为肝斑，是面部黑变病的一种，是发生在颜面的色素沉着斑。本病在中医学中属于"黧黑斑""面尘"等病范畴。病因病机为情志失调，化火伤阴；饮食失节，湿热熏蒸头面；劳欲过度，虚火上炎。

按摩肾上腺、内分泌、皮质下、缘中反射区。肝郁气滞配肝反射区；湿热内蕴配脾反射区；阴虚火旺配肾、肺反射区（图6-314~图6-322）。

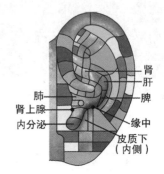

图6-314　黄褐斑常用耳反射区

加减

（1）肝郁气滞：皮肤呈现浅褐色或深褐色点状或斑状斑，境界清晰，以颜面、目周、鼻周多见，两胁胀痛，烦躁易怒，舌苔薄黄，脉弦数。

加食指按压肝反射区1~2分钟。

（2）湿热内蕴：皮损见于前额、颜面、口唇、鼻部，境界不清，自边缘向中心逐渐加深其色，渴不欲饮，苔黄腻，脉滑数。

加食指按压脾反射区1~2分钟。

（3）阴虚火旺：皮损多见鼻、额、面颊部，大小不定，境界清楚，五心烦热，心悸失眠，舌红少苔，脉细数。

加食指按压肺、肾反射区1~2分钟。

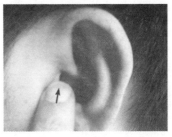

图 6-315　拇指按压肾上腺反射区

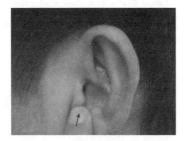

图 6-316　拇指按压内分泌反射区

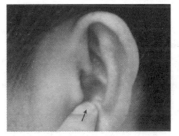

图 6-317　拇指按压皮质下反射区

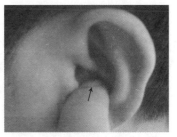

图 6-318　食指按压缘中反射区

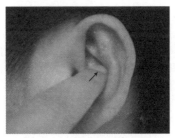

图 6-319　食指按压肝反射区

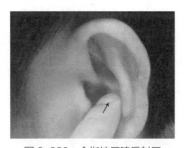

图 6-320　食指按压脾反射区

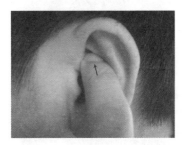

图 6-321　食指按压肾反射区

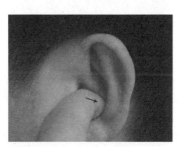

图 6-322　食指按压肺反射区

痤疮

痤疮又名寻常性痤疮，是毛囊皮脂腺结构的慢性、炎症性疾病。本病多见于15～30岁青年男女，男性为多。现代医学认为，人体在青春发育期，性腺成熟，雄性激素分泌增加，刺激皮脂腺，使皮脂分泌过多，以致堵塞毛囊口而形成粉刺，粉刺棒状杆菌侵入局部，产生游离脂肪酸而形成毛囊炎，加重皮疹的发展。此外，消化不良、过食脂肪和糖类可诱发本病。损害主要发生于面部，尤其是前额、双颊部，其次是胸部、背部及肩部。其特点为颜面部发生的散在的与毛囊一致的针头或米粒大小的红色丘疹、黑头丘疹或白头丘疹，内有黑头或白头脓塞。初起多为粉刺，常对称分布。粉刺在发展过程中可演变成炎性丘疹、脓疱、结节、脓肿及囊肿，最后形成瘢痕。本病病程缠绵，往往此起彼伏，新疹不断新发，有的可迁延数年或十余年。

操作

按摩内分泌、肾上腺、皮质下反射区。肺热型配肺反射区；脾胃湿热型配脾、胃反射区；痰瘀互结和肝火型配肝反射区；热毒血瘀型配大肠反射区（图6-323～6-331）。

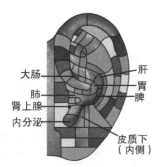

图6-323　痤疮常用耳反射区

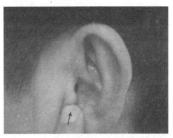

图 6-324　拇指按压内分泌反射区

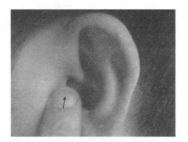

图 6-325　拇指按压肾上腺反射区

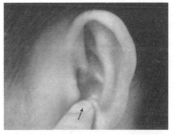

图 6-326　拇指按压皮质下反射区

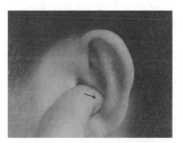

图 6-327　食指按压肺反射区

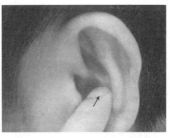

图 6-328　食指按压脾反射区

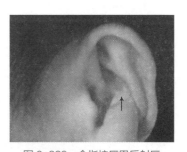

图 6-329　食指按压胃反射区

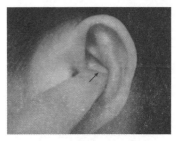

图 6-330　食指按压肝反射区

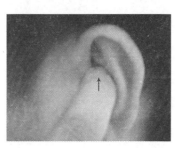

图 6-331　食指按压大肠反射区

（1）肺热型：面部毛囊起丘疹，红肿疼痛伴痛痒，或有脓疱，面色潮红，舌边尖红，苔薄黄，脉数。伴有乳胀不适，心烦易怒，舌质红苔薄黄，脉弦数等临床表现。

加食指按压肺反射区1～2分钟。

（2）脾胃湿热：常见面部肤色潮红，以粉刺、丘疹为主，或有脓疱，伴掀热瘙痒、咽干、口燥、便秘、溲赤，舌红苔黄腻，脉象弦数或滑数。

加食指按压脾、胃反射区各1～2分钟。

（3）痰瘀互结：皮疹以结节、囊肿为主，部分有瘢痕，女性伴有月经不调、经闭、痛经，舌质暗红，舌边尖有瘀点。

加食指按压肝反射区1～2分钟。

（4）肝火：皮疹分布于面部及胸、背，兼见胸闷不舒，两胁胀痛，喜生闷气，女性月经前面部皮损加重，乳房胀痛，苔薄黄少津、脉弦数。

操作同"痰瘀互结"型。

（5）热毒血瘀：痤疮经久不愈，大红，脓肿，发病迅速，高热烦渴，肌肤出现斑疹，舌质绛，苔黄而燥，脉象弦数或细数。

加食指按压大肠反射区1～2分钟。

捏
捏
手耳治百病